乡村振兴之职业技能提升系列培训教材

保育员

胡永忠　肖 伟　彭文文 ◎ 主编

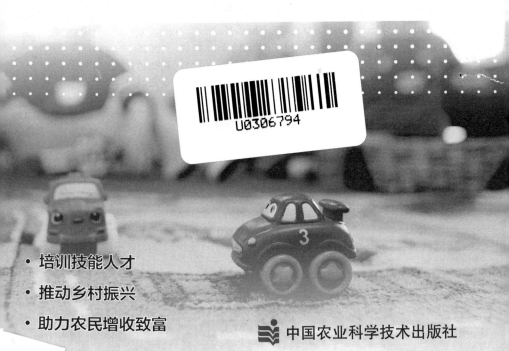

U0306794

- 培训技能人才
- 推动乡村振兴
- 助力农民增收致富

中国农业科学技术出版社

图书在版编目（CIP）数据

保育员／胡永忠，肖伟，彭文文主编 . —北京：中国农业科学技术
出版社，2020.9

ISBN 978-7-5116-4912-6

Ⅰ.①保… Ⅱ.①胡…②肖…③彭… Ⅲ.①幼教人员–基本知识
Ⅳ.①G615

中国版本图书馆 CIP 数据核字（2020）第 144681 号

责任编辑　金　迪　崔改泵
责任校对　贾海霞

出 版 者　中国农业科学技术出版社
　　　　　北京市中关村南大街 12 号　邮编：100081
电　　话　（010）82109194（编辑室）　　（010）82109702（发行部）
　　　　　（010）82109709（读者服务部）
传　　真　（010）82109698
网　　址　http://www.castp.cn
经 销 者　各地新华书店
印 刷 者　北京富泰印刷有限责任公司
开　　本　880mm×1230mm　1/32
印　　张　3.5
字　　数　91 千字
版　　次　2020 年 9 月第 1 版　2020 年 9 月第 1 次印刷
定　　价　20.00 元

前　言

　　保育员是指幼儿园或托儿所里负责照管儿童生活的人员。在托幼园所、社会福利机构及其他保育机构中，是指辅助教师负责婴幼儿保健、养育和协助教师对婴幼儿进行教育的人员。

　　本书介绍了保育员应掌握的工作技能及相关知识，包括保育员工作认知、保育员工作的基础知识、保育员的环境卫生管理工作、保育员的生活管理工作、与他人沟通工作等内容。

　　本书适合于相关职业培训机构在开展职业技能短期培训时使用，也可供保育工作相关人员参考阅读。

编　者

目　录

第一章　保育员工作认知 …………………………………… （1）

第一节　保育员岗位要求 …………………………………… （1）

第二节　保育员的职业道德 ………………………………… （2）

第三节　保育员应遵守的相关法律法规 …………………… （3）

第二章　保育员工作的基础知识 …………………………… （6）

第一节　婴幼儿生长发育 …………………………………… （6）

第二节　影响婴幼儿生长发育的因素 ……………………… （9）

第三节　幼儿常见的心理疾患及其预防 …………………… （13）

第四节　幼儿常见疾病及意外事故的防治 ………………… （25）

第五节　婴幼儿的安全管理 ………………………………… （39）

第三章　保育员的环境卫生管理工作 ……………………… （43）

第一节　托幼机构房舍的环境保育 ………………………… （43）

第二节　幼儿园物质环境卫生 ……………………………… （51）

第三节　幼儿园精神环境的创设 …………………………… （70）

第四章　保育员的生活管理工作 …………………………… （74）

第一节　入园环节的管理与保育要求 ……………………… （74）

第二节　盥洗环节的管理与保育要求 ……………………… （76）

第三节　餐点环节的管理与保育要求 ……………………… （77）

第四节　如厕环节的管理与保育要求 ……………………… （80）

第五节　集体教学活动的管理与保育要求 ………………… （82）

第六节　区域活动环节的管理与保育要求 ………………… （83）

第七节　饮水环节的管理与保育要求 ……………………… （84）

第八节　户外活动环节的管理与保育要求 ………………… （85）

第九节　午睡与起床的管理与保育要求 ……………（85）

第十节　离园环节的管理与保育要求 ……………（89）

第五章　与他人沟通工作 ………………………（91）

第一节　与领导的沟通 ……………………………（91）

第二节　与同事的沟通 ……………………………（92）

第三节　与家长的沟通 ……………………………（95）

第四节　与幼儿的沟通 ……………………………（100）

主要参考文献 ……………………………………（104）

第一章　保育员工作认知

第一节　保育员岗位要求

保育员是指在托幼园所、社会福利机构及其他保育机构中，辅助教师负责幼儿保健、养育和协助教师对婴、幼儿进行教育的人员。

一、为人师表，遵纪守法

（1）具有良好的道德品质。
（2）言行一致，以身作则。
（3）遵守职业纪律。
（4）增强法制意识。

二、爱岗敬业，热爱婴、幼儿

（1）热爱学前教育事业。
（2）热爱保育员工作。
（3）公平、公正地对待每一位婴、幼儿。
（4）尊重与严格要求相结合。

三、积极进取，开拓创新

（1）学习学前教育学、学前心理学，学前卫生学等基本理论知识。
（2）增强教育意识和实践能力。

（3）有创新意识。

（4）有创新能力。

四、忠于职责，身心健康

（1）遵守职业道德。

（2）履行职业责任。

（3）身体健康。

（4）心理健康。

第二节　保育员的职业道德

一、爱岗敬业，优质服务

爱岗敬业，优质服务，是社会主义职业道德的最重要的体现，是对从业人员的最基本要求。

二、热爱儿童，尊重儿童

热爱儿童必须有爱心、耐心、诚心和责任心，学会站在儿童的角度上考虑问题。只有热爱儿童，才能以饱满的热情投入到实际工作中去；只有热爱儿童，才能全心全意地为儿童和家长提供最优质的服务。

尊重儿童，主要是尊重儿童自下而上和发展的权利，尊重儿童的人格和自尊心，用平等和民主的态度对待每一个儿童，满足每一个儿童的合理要求。

三、遵纪守法，诚实守信

遵纪守法是每一个从业人员必须具备的最起码的道德要求，也是衡量一个从业人员道德水平高低的尺度。

第三节　保育员应遵守的相关法律法规

一、《中华人民共和国未成年人保护法》中的有关规定

《中华人民共和国未成年人保护法》第三章"学校保护"第5条：学校、幼儿园的教职员应当尊重未成年人的人格尊严，不得对未成年学生和儿童实施体罚、变相体罚或者其他侮辱人格尊严的行为。

第16条第一款：学校不得使未成年学生在危及人身安全和健康的校舍及其他教育教学设施中活动。

第17条：学校和幼儿园安排未成年学生和儿童参加集会、文化娱乐、社会实践等集体活动，应当有利于未成年人的健康成长，防止发生人身安全事故。

第19条：幼儿园应当做好保育、教育工作，促进幼儿在体质、智力、品德等方面和谐发展。

第四章《社会保护法》第26条：儿童食品、玩具、用具和游戏设施，不得有害于儿童的安全和健康。

第27条：任何人不得在中小学、幼儿园、托儿所的教室、寝室、活动室和其他未成年人集中活动的室内吸烟。

第六章《法律责任》第48条：学校、幼儿园、托儿所的教职员对未成年学生和儿童实施体罚或者变相体罚，情节严重的，由其所在单位或者上级机关给予行政处分。

第52条：明知校舍有倒塌的危险而不采取措施，致使校舍倒塌，造成伤亡的，依照《中华人民共和国刑法》第187条的规定追究刑事责任。

二、《中华人民共和国教育法》中的有关规定

《中华人民共和国教育法》第44条：教育、体育、卫生行

政部门和学校及其他教育机构应当完善体育、卫生保健设施，保护学生的身心健康。

《中华人民共和国教育法》第73条：明知校舍或者教学设施有危险，而不采取措施，造成人员伤亡或者重大财产损失的，对直接负责的主管人员和其他直接责任人员，应依法追究刑事责任。

三、《民法》中的有关规定

最高人民法院《关于贯彻中华人民共和国〈民法通则〉若干问题的意见》（试行）第160条：在幼儿园、学校生活、学习的无民事行为能力的人或者在精神病院治疗的精神病人，受到伤害或者给他人造成损害，单位有过错的，可以责令这些单位适当给予赔偿。

"过错"是指行为人实施行为的某种主观意志状态，分为故意和过失2种：故意是指行为人预见其行为的损害后果，而希望或者放任这种损害后果的发生；过失则指行为人欠缺必要的注意，即没有足够的谨慎和勤勉，例如，对损害后果应该预见到而没有预见到，是未合谨慎；预见到了却没有采取措施加以避免，是未合勤勉。一个人对自己的行为后果能否注意是受他的年龄、专业知识、业务技能、工作范围等各种条件制约的。这些方面也就成为判断有无过错及其程度的重要方面。如西方一些国家和地区在确定学校人员责任时，坚持"细心的家长"的要求，并以此作为"过错"的衡量标准。

"过错"原则一般适用于对一般侵权的归责，一般侵权民事责任的法律要件有四项：即损害事实、违法行为、因果关系、行为人过错。这里特别应注意的是，违法行为分为作为的违法行为和不作为的违法行为。实施法律所禁止的行为，侵害他人合法权益的，就是作为的违法行为；未履行法律规定的行为义务，致他人受损害，便是不作为的违法行为。

不作为的违法行为和过失的主观意志状态往往成为幼儿园

民事纠纷的争论焦点，易使幼儿园在法律讼争中处于不利地位，如按推定"过错"原则，则不必由原告方证明其主张，而由被告方证明自己无"过错"，若不能证明自己无过错则推定为有"过错"。

第二章 保育员工作的基础知识

第一节 婴幼儿生长发育

一、生长、发育的概念

一般地说，人体的生长是指细胞的繁殖、增大和细胞间质的增加，表现在各种组织、器官和整个人体的大小、重量的增加以及人体化学成分的变化。也就是说，人体的生长是指在一定条件下，是体积和重量逐渐增加，是由小到大的过程。发育是指人体的生理功能的分化和不断完善，以及体力、智力和心理的发展。也就是说，发育是指从受精卵开始，经历一系列有序的发展变化，直到个体性成熟的过程。生长，侧重量的改变。发育，侧重质的变化。生长是发育的物质基础，生长的量的变化可在一定程度上反映身体器官、系统的成熟状况。

二、年龄阶段的划分

人的生长发育是一个连续的过程，人们为了研究方便，一般将儿童的生长发育分为六个时期，即胎儿期、新生儿期、婴儿期、幼儿前期、幼儿期、学龄期。

（一）胎儿期

从受精到分娩为止，称为胎儿期。

胎儿在母体内约经历280天（40周），该期以胎儿的组织器官迅速生长和功能渐趋成熟为主要特点。胎儿期的营养完全依赖母体，母体的健康状况、情绪刺激、生活工作条件、营养和卫生状况、环境以及疾病、用药等因素都直接影响胎儿的生长发育，甚至导致胎儿出生后生理和心理方面的异常，因此一定要加强孕期的保健。

（二）新生儿期

从胎儿分娩到出生后 28 天，称为新生儿期。

此期的主要特点是新生儿面临生活环境骤然改变，适应性差，死亡率高。新生儿从一个温度适宜、恒定的生活环境（子宫）中，降临到一个完全新的、并且经常变化的环境中，对环境的适应能力、对疾病的抵抗能力都弱，患病后的反应性也差，死亡率高。

孩子在出生后的最初两三日内，会出现这样的现象：体重减轻；黄疸色素沉着、皮肤充血发红，有时伴有脱屑；体温易随周围气温变化而改变，引起受热或着凉。

（三）婴儿期

婴儿期也称乳儿期，指出生后 28 天至一周岁。也有人把两岁内的小儿泛称为婴儿。

婴儿期的特点是生长速度快，一年内体重增长是出生时的 3 倍（出生时平均体重 3 000 g）；身高增长 50%（出生时平均身高为 50 cm）。由于婴儿生长迅速，代谢率高，所以对热量和蛋白质的需求比成年人多。因此，必须供给适量的营养要素，才能保障机体生长发育的需要。此期的另一特点是来自母体的被动免疫逐渐消失，后天获得性免疫尚未完全建立，故婴儿期的小儿容易患各种传染性疾病，如麻疹、上呼吸道感染、肺炎等，应及时进行各种免疫接种。

（四）幼儿前期

1~3 岁为幼儿前期。这是学龄前期之前的时期，因此，也有人称为"先学前期"。此期的主要生理特点是身高、体重增长减慢，中枢神经系统发育加快。幼儿前期是培养小儿良好习惯的重要时期，良好的睡眠、大小便和卫生习惯的形成均在这个时期。生活范围扩大，与外界接触机会增多，在促进其语言、动作、思维等智育发展的同时，也增加了意外事故和感染各种传染病的概率。因此，在及时接受预防接种的同时，应加强幼儿的体质锻炼和对危险事物的识别能力。

（五）幼儿期

3~6岁为幼儿期，又称为学龄前期。这是儿童正式进入学校之前的一段时间，即接受正规学习之前的准备阶段，也称学龄前期。

此期小儿的体格发育相对减慢，中枢神经系统发育较快，特别是活动能力增强，智育进一步发展，具有强烈的求知欲和好奇心，能学习简单的图画和歌谣。因此，有条件的家庭都应该把孩子送进幼儿园去接受系统的启蒙教育，并使其从家庭或托儿所转入集体、伙伴生活。幼儿期所接受的启蒙教育程度，直接影响着儿童今后的生活方式和学习能力。

（六）学龄期

学龄期从6~7岁入学到12~14岁进入青春期为止。该期的主要特点是体格发育稳步增长，肌肉发育加强，动作比较精巧；大脑皮质进一步发育，求知欲、理解、分析、综合和学习能力大大增强，应在学校和家庭教育中使他们在德、智、体几方面得到全面发展。

此时开始进入读书阶段，应注意纠正不良的读书、写字姿势和生活习惯，预防龋齿、近视和脊柱弯曲等问题。临近青春发育期，开始出现性征发育现象和生理改变，情绪容易波动，父母和老师有责任向孩子传授正确的性知识，使孩子身心健康地成长。

第二节　影响婴幼儿生长发育的因素

幼儿的生长发育过程受到多种因素的影响，概括起来包括先天因素和后天因素。先天因素为幼儿的生长发育提供了可能，决定了儿童生长发育的潜力；后天因素则在不同程度上影响着遗传因素所赋予的生长潜力的发挥，决定了生长发育的现实性。

一、先天因素

影响幼儿生长发育的先天因素包括遗传因素和非遗传因素。在良好生活环境下长大的儿童，其成年身高在很大程度上取决于遗传，个体的成年身高与父母的平均身高间存在着较高的遗传度。此外，性成熟早晚、生长突增模式、月经初潮年龄等，不但与家族遗传有关，还与种族遗传有关。例如，在美国长大的日本儿童，生活环境与美国白人相近，但其腿长却低于同等身高的白人儿童。

非遗传因素，如孕期状况，对幼儿的生长发育也产生重大影响。如孕妇妊娠早期感染病毒可导致胎儿先天性畸形，孕妇严重营养不良可引起流产、早产，孕妇对药物的使用对胎儿也有不同的影响。

二、后天因素

影响儿童生长发育的后天因素包括营养、体育锻炼、疾病、生活作息制度等。

（一）营养

营养是生长发育最重要的物质基础。儿童正处于旺盛的生长发育阶段，必须不断从外界摄取足够的热能和各种营养素，以满足生长发育的需要。由于生长发育旺盛，幼儿热能需要显著超过成年人。例如，按千克体重计算，新生儿要比成年人多消耗 2~3 倍热量；3~6 个月婴儿每天 15%~23% 的热量用于生长发育。

营养丰富且平衡的膳食能促进儿童的生长发育；反之，营养缺乏的膳食不仅会引起生长发育迟滞，而且影响智力发育，导致学习能力下降，严重者可引发急、慢性营养不良和各种营养缺乏症。研究表明，早期营养对智力发育有决定性影响。由妊娠后期至出生后半年内如果持续出现营养不良，对脑组织的正常发育可产生"不可逆性"损害，导致细胞分裂期缩短，数量减少，脑重量减轻。即使日后营养状况改善，体格逐渐发育完善，智力缺陷也很难完全弥补。追踪研究也证实，婴幼儿期严重营养不良的儿童，头围比对照组儿童小，智商低，情感淡漠；6~7 岁时出现阅读、书写困难，理解力差，学习能力低下。随年龄增长，这种早期营养不良对学龄儿童少年智力活动的不良影响将越来越显现。

另一方面，如果营养过剩，热量供给过多，又可造成热能蓄积，转变为脂肪储存在细胞内，引起肥胖。目前，肥胖已成为威胁儿童健康的一大隐患。因此，应尽量避免膳食热能供给的大幅度波动，以利于儿童健康成长。

（二）体育锻炼

"生命在于运动"。体育锻炼是促进身体发育，增强体质的最重要因素之一。体育锻炼能有效促进儿童呼吸系统的发育，提高心肺功能水平。经常参加体育锻炼者，肺活量显著增大，对各种病菌侵袭的抵抗力提高，上呼吸道感染性疾病的发生率明显减少。体育锻炼还可促进心血管系统发育，提高其功能水平，促进运动系统（包括神经、骨骼和肌肉）的发育。经常参加锻炼的儿童，其平均身高往往超过那些不锻炼或很少锻炼者。长期的体育锻炼还可使关节韧带变得更坚韧、结实，关节灵活性增强，使儿童的身体素质明显改善。

合理利用各种自然因素，如空气、日光、水等进行锻炼，对增强体质、减少疾病、促进生长也有很大作用。这些温和、反复的刺激加速机体代谢，增强机体对外环境改变的应激和适应能力，提高机体免疫功能。

尽管体育锻炼能有效促进生长发育，提高体质健康水平，但必须与卫生保健密切结合，在科学指导下进行，及时补充能量和各种营养素，才能取得显著效果，而且体育锻炼应从婴儿期开始，渐渐养成良好的锻炼习惯。

（三）疾病

在儿童的成长过程中，患病是不可避免的。任何疾病都可能影响生长发育，但影响程度各不相同，主要取决于疾病的性质、严重程度、所累及的范围、病程的长短、是否留下后遗症等。例如，寄生虫感染是儿童常见病，以蛔虫为例，蛔虫的成虫寄生在小肠内，吸收肠内的半消化食物，大量消耗宿主的营养，据 WHO 资料，小肠内寄生的蛔虫成虫，平均 26 条可使人每天丢失 4 g 蛋白质，蛔虫分泌的一些抑制物还可引起食欲缺乏、偏食和异食癖等，干扰机体对蛋白质的消化、吸收和利用，导致消化不良、消瘦、生长迟滞和贫血。

心理疾病和各种地方病如碘缺乏病、大骨节病、地方性氟中毒等同样会影响生长发育。小儿糖尿病、肾炎、风湿病、结核病、肝炎等对生长发育的不利影响也不容忽视。早期发现、及时治疗这些慢性消耗性疾病，对儿童的健康成长非常重要。

（四）生活作息制度

根据儿童的年龄特点，合理安排生活作息制度，做到有规律、有节奏，保证足够的户外活动和学习时间，定时进餐，睡眠充足，对其生长发育有良好的促进作用。

人体各组织、器官、系统的活动都有一定的节奏和规律。例如，儿童应有充足的睡眠，年龄越小，睡眠时间越长；儿童进餐后需要一定时间的休息，保证饭后血液能集中于胃肠道，帮助消化、吸收；饭后不应立即从事大运动量的锻炼，否则可能影响消化道的正常功能；每天应保证 2h 或以上的户外活动时间等。

（五）气候和季节

中国历次全国规模的儿童生长发育调查证实，生长发育水平存在显著的南北差异。北方地区男、女青少年的身高、体重均值均大于南方。这表明，地理气候因素在其中发挥着重要影响，且人类对恶劣气候的适应性本身就说明气候对生长发育有影响作用。如居住在北极圈的因纽特人的体重相对重，皮下脂肪层厚，胸廓前后径大，颈和四肢相对短，这种体型适合在寒冷环境中保持体温。

季节对生长发育，尤其对身高、体重有明显影响。春季身高增长最快，秋季体重增长最快。体重增加的季节差异尤其显著，9—11 月增加较快，而在炎热季节有些儿童体重不但不增加，还有减轻趋势。

（六）环境污染

工业生产及日常生活排出大量的废气、废水、废渣等造成严重的环境污染，不仅给人类健康带来威胁，而且严重阻碍着儿童的身心发育。

研究表明，大气污染使紫外线含量降低，导致污染区儿童的佝偻病发病率高。近年来，室内空气污染对儿童少年健康及生长发育的影响也受到很大关注。如建筑装修材料、日用品（化妆品、杀虫剂、清洁剂等）会释放出挥发性有机化合物等有害气体，儿童正处在生长发育关键期，免疫系统较脆弱，加之其单位体重的呼吸量高于成年人，长期吸入含有烟尘、有害气体、病菌病毒污染的空气，不仅易诱发各种疾病，如哮喘病、白血病等，而且使儿童的各种生理功能受到不利影响，影响身高和智力的发展。

再如，铅是环境污染物中毒性最大的重金属之一。随着工业和交通运输业的迅猛发展，铅污染日益严重，它主要损害神经、心血管和消化系统，而且儿童年龄越小，机体越稚嫩，对铅的吸收量大而排泄量少，对铅的毒性敏感，所以受到的危害也较大。

（七）社会、家庭

人类的生存不能离开社会环境。社会因素对儿童生长发育的影响具有多层次、多方面的综合作用，不仅影响儿童的体格发育，同时也影响其心理、智力和行为发展。为儿童营造良好的社会、家庭环境，充分发挥自身的生长潜力，促进生长发育，有着重要的现实意义。

家庭是社会的组成细胞。社会经济状况中的许多因素，如生活方式、家庭气氛、生活制度、居住条件、饮食和行为习惯、父母的性格、爱好和对子女的期望、态度等，主要通过家庭直接或间接地影响着儿童的生长发育。其中，家庭经济状况、双亲的受教育水平和文化素养以及育儿方式等，对儿童身心发育影响很大。

第三节　幼儿常见的心理疾患及其预防

一、幼儿情绪障碍

具体到学龄前幼儿，其常见的情绪障碍主要有：

（一）分离性焦虑

是指6岁以下的幼儿，在与家人，尤其是与母亲分离时，出现的极度焦虑反应。男女儿童均可出现此问题。

1. 原因

（1）源于幼儿早期的依恋行为。一般来说，对于1岁，乃至1岁半以下小儿，在与母亲或其他亲密照顾者分离时，表现出一定的焦虑心理，这是正常表现。但对于3岁以上儿童在与亲人分离时，表现出坐立不安、害怕，而且表现程度严重，持续时间较长，属于心理问题已是无疑。

（2）陌生环境使幼儿失去安全感。幼儿离开熟悉的家庭环境前往幼儿园，极易让部分幼儿自觉失去安全感，感到恐惧，因而黏住亲人不愿离开，大声哭闹，甚至会出现生理上的种种不适，如头痛、肚子痛等。

2. 预防与矫治

预防和矫治幼儿的分离性焦虑，应从改善环境和教育方式入手：

（1）降低亲子依恋强度。例如：家长从小就要培养婴幼儿独处的经验和能力，同时经常和孩子说"再见"。另外还要学会放手，培养孩子独立如厕、吃饭、入睡等，要让孩子感受到被尊重，从而在培养其独立性的基础上使其勇于面对与亲人之间的短暂分离。

（2）提前熟悉幼儿园环境。针对幼儿因为入园所产生的分离性焦虑，家长可以带着儿童事先熟悉幼儿园环境，或参加幼儿园组织的亲子活动等。

（3）建立新的依恋对象。一般来说，对于入园出现分离性焦虑的幼儿，教师可以采取抱一抱、搂一搂、亲一亲的方式，让孩子产生安全感、信任感，同时还要多和孩子交流，让儿童在幼儿园也能找到在家中被爱、被呵护的感觉。

（二）儿童期恐惧

儿童期恐惧是指儿童对某些物体、情境，或是参与某项活动产生过分激烈的情感回避反应——恐惧强烈、持久，影响正常的情绪和生活，特别是到了某个年龄本该不再惧怕的事或物，仍表现惧怕。

1. 常见类型

（1）身体受到伤害的恐惧（如受伤、死亡、鬼怪、被诱拐、陌生人等）。

（2）对自然事件的恐惧（如洪水、地震、海啸、电闪雷鸣、黑暗、大型凶猛的动物等）。

（3）社交恐惧（如与父母分离、上幼儿园等）。

2. 原因

造成儿童期恐惧的原因有以下四种：一是过去可怕的经历所引起。如突来的巨响、朋友或兄弟的恫吓等，所谓"一朝被蛇咬，十年怕井绳"，即形象地诠释了此种原因所引发的恐惧。二是恐惧可能是焦虑的代替品。三是社会学习而来。如其父母常表现出大惊小怪的情形，父母经常在孩子面前说一些可怕的事件或人物等。四是教育要求过高、教育方式欠妥当。如成人用威胁吓唬的方法对待幼儿的不听话，使其就范等。

3. 预防与矫治

（1）鼓励儿童观察和认识各种自然现象，懂得一些粗浅的科学道理。如电闪雷鸣的时候给孩子说一说雷电是怎么一回事。

（2）成人严禁危言恫吓，如"再不睡觉，大灰狼就会把你叼走"等，同时成人也要做到处变不惊。

（3）禁止儿童观看令人恐怖的影视、书报图片、场景等。

（4）鼓励儿童积极参加集体活动，培养其勇敢坚强的品质，克服恐惧心理。

（5）对于已经出现恐惧情形的，一般可采用系统脱敏法进行矫治。

（三）屏气发作

是指婴幼儿在受到刺激哭闹时，在过度换气之后出现屏气，呼吸暂停、口唇青紫、四肢僵硬等，严重者可出现短暂的意识障碍。短则半分钟到1min，长则2~3min。多见于2岁以内的孩子，3 岁以后很少发生，6 岁以后则十分罕见。

出现这一症状的原因主要是由于某种心理诱因的触发所致，如恐惧、发怒、疼痛或受到挫折等，另外可能与机体内缺铁、家族遗传等也有一定关联。

为了避免小儿出现屏气发作，成人要注意尽量解除可引起小儿心理过度紧张的种种因素，同时也不要溺爱孩子。而对于正在发作的孩子，成人首先要保持镇定，立即松开孩子的衣物，使其侧卧，并轻轻扶着孩子，待其恢复正常后，成人可通过讲故事、与其一起玩耍等来转移他的紧张情绪。

（四）暴怒发作

幼儿在家长没有满足他的欲望时大声哭闹、在地上打滚，或撕扯自己的头发、衣服，或抱着大人的腿赖着不走等，这种行为被称为暴怒发作。暴怒发作多见于学龄前幼儿，男孩比女孩更容易暴怒发作。

1. 原因

行为学派的心理学家认为，幼儿暴怒是通过学习产生的，暴怒最初发作的原因是挫折，其后可能由于受到环境中他人对此事的态度、问题结局等因素的影响而得以维持。例如，父母自己就经常暴怒发作；父母一味地宠爱孩子，孩子一不如意就哭闹不止，而父母往往采取屈服的态度，长期如此，孩子会发现发脾气是控制局势的最佳手段。

此外，暴怒发作也可能与幼儿的气质类型有关。

2. 矫治

孩子暴怒发作时，最简单的办法是把他单独放在房间里，作短时的隔离，冷落他一些时间，进行所谓的"冷处理"。这时父母绝不要中途让步去迁就孩子，更不要在成人中形成两派对立意见。孩子每次发作平息后，要严肃地教育他，使他认识到自己的错误。如果家长发现孩子哪一次能克制自己没有发作，应及时予以表扬和奖励。

3. 预防

在平时，成人要注意加强对孩子的心理辅导，多鼓励孩子把心中的不快倾吐出来。而且还应该为他们树立讲道理、讲礼貌的榜样供他们学习，如遇事要商量，不要当着孩子的面乱发脾气。同时，既不溺爱孩子，但也要尽量满足孩子正常的生理和心理需要。

（五）儿童退缩行为

一般来讲，大多数幼儿在陌生环境中，可表现出短暂的退缩，随着时间的推移，能够较快适应新环境，与其他小朋友也能融洽相处，一起玩耍。但也有些孩子明显孤僻、胆小、退缩，不愿与其他小朋友交往，更不愿到陌生的环境中去，宁愿一个人待着，这种现象称为"儿童退缩行为"，多发生在 5~7 岁的儿童身上。

1. 常见表现

（1）过分恋物。由于渴求母爱，常将布玩具作为母亲替代物，整天（包括睡觉）抱着不放。

（2）躲避人群或生人。在小朋友的集体活动中，常待在一旁观看，对同伴的友好表示反应冷淡。

（3）言语少。与父母交流时多用手势、肢体，对旁人的询问不理睬，语言发育迟缓。

（4）对新环境不适应，且极为害怕。患儿入园几个月后依然不适应，情绪焦虑。

（5）自卑胆小。这类儿童特别在意老师的批评和同伴的讥笑，动辄哭泣。

2. 原因

（1）先天适应能力差。这类儿童往往性格内向孤僻，从小适应能力差，对新环境感到特别拘谨，不愿意接触人。一定要他们面对新环境，适应过程会艰难而缓慢。

（2）后天抚养教育不当。有的家长整天把孩子关在家中让其独自玩耍，不愿他与其他孩子交往；或对孩子过于溺爱，过多照顾与迁就，也会使孩子难以适应新的环境。

（3）幼儿身体状况不佳。幼儿身体因为这样那样的原因，如肢体残疾、先天性心脏病等也会导致儿童出现退缩行为。

3. 预防与矫治

常见的防治措施包括：

（1）改变错误的教养方式。成人对幼儿要多理解，多表扬，少批评。当幼儿犯错时，要给予充分的理解、信任、宽容和支持，同时教给他们正确的方法，帮助他们建立牢固的安全感。另外，对幼儿不要过度保护和溺爱，而要相信其能力，让幼儿丢掉处处依赖别人的"心理拐杖"，学会独立"行走"，培养其坚强的性格。

（2）帮助幼儿克服自卑心理，培养其自信心。成人应创造条件让幼儿体验成功的快乐，通过自我肯定的训练和社交能力训练，提升幼儿自信心和解决问题的能力。

（3）不可强制幼儿改正退缩行为。因为成人一旦强制儿童必须做出改变，可能会使其恐惧不安，更加害怕与人接触。

（4）对于退缩儿童在社交中表现出的合群现象应给予及时的奖励和强化。

二、幼儿品行障碍

幼儿品行障碍是指幼儿违反与其年龄相适应的社会道德准则和规范、侵犯他人或公共利益等。幼儿比较常见的品行障碍有攻击性行为、说谎等，一般会随年龄的增长、心理的成熟、成人的教育引导而消失，但也有少数表现为持续性的心理障碍，若不及时矫正，会导致持续性的社会适应困难。

（一）攻击性行为

所谓攻击性行为，是指有意伤害他人身体或心理的行为。幼儿攻击性行为通常表现为：当受到挫折时，采取打人、踢人、咬人、扔东西、夺取别人东西等类似的方式，发泄自己紧张的情绪，以引起与别人的对立和争斗。幼儿攻击性行为多见于男童。

1. 常见表现

幼儿攻击性行为的表现形式是多方面的，就其行为动机而言，主要有以下三种表现形式。

（1）取乐性攻击。即以言语、身体或工具直接或间接地向他人施以攻击，以取得心理快乐的攻击行为。例如，见到瘸子，取笑他"铁拐李来了"，看到秃子，取笑他"电灯亮了"，拿一些整蛊玩具吓唬胆小的同学等。

（2）手段性攻击。即因为试图获得某一目的物而产生的攻击行为。在学龄前幼儿的攻击性行为中，多为此类攻击。例如：一个幼儿为了玩羊角球，而将正在玩的幼儿从上面扯下来，其实，该幼儿并非想伤害那名幼儿，而只是想玩羊角球，但在成人眼里，往往即被认为是攻击性的。

（3）敌对性攻击。即以故意伤害他人为目的而产生的攻击行为，特别是在幼儿已经意识到将会对他人造成伤害性后果的前提下所实施的行为。

2. 原因

（1）家庭教育不当。例如，家长对幼儿过分溺爱，造成幼儿任性、霸道；或是家长告诉孩子"他打你，你就打他"，这种"以牙还牙"的错误引导也容易使幼儿出现欺负弱小的问题行为。

（2）宣泄情绪，保护自己。当幼儿受到挫折时，由于缺乏自我调节能力或社会交往经验，为了解除心理的紧张或维护自己的自尊，便采取攻击他人的行为来宣泄自己的情绪或保护自己。

（3）观察模仿的结果。幼儿具有好模仿的特点，如果在他生活的环境中经常有攻击性行为出现，或所看的电视节目中常有暴力行为镜头，他就有可能会去模仿学习，进而付诸行动。

（4）幼儿自我中心过度。幼儿的自我中心可以随其年龄的增长而自然得以改善，但如果在其成长过程中，教育者没有帮助幼儿处理好自我与他人的关系，以致他们在较大年龄段依然表现出以自我为中心，横行霸道，甚至有攻击、破坏等反社会行为出现，无疑已是严重的行为问题。

3. 预防与矫正

对于幼儿的攻击性行为，家庭和幼儿园可以采取以下措施予以应对：

（1）家长应该改变家庭教育的方式，对幼儿进行正确的引导和教育，不能简单和粗暴地对待他们，而应为他们提供一个温暖、宁静、祥和的生活环境。

（2）幼儿园应该调整好班级中的人际关系，帮助幼儿学习如何与他人相处，如何调节自己的情绪，如何对待挫折等。

（3）干预幼儿的侵犯事实。在幼儿攻击性行为发生过后，成人应该进行干预，让他们意识到侵犯行为是不能被接受的，懂得什么行为是错误的，应该遵守哪些行为规范等。

（二）说谎

根据心理因素来分析，幼儿说谎大致可分为无意说谎和有意说谎两大类。

1. 有意说谎

有时，幼儿为达到某种目的会有意说谎。这类说谎与品行有关，虽不能说是品行坏，但多少反映了幼儿品德发展中存在的问题。对于这类说谎，成人应当给予足够的重视。有意说谎主要表现为如下几个方面：

（1）取悦成人，虚夸成绩。幼儿有时想取悦成人而没有实际成绩，往往会出现有意说谎现象。幼儿的这类说谎，属于有意编造事实骗人，是说谎现象中错误性质较为严重的一种，多发生在 5 岁以上的幼儿身上。这类错误的产生，多与成人的教育不当有关。

作为教师，应当注意经常和家长取得联系，交流情况，一旦发现这类说谎现象，必须家园配合，正确把握对幼儿的期望，及时批评教育，绝不可姑息迁就，任其发展。

（2）谎造优越感，满足虚荣心。幼儿有时也会谎造优越感，以满足自己的虚荣心。这类说谎在幼儿中是多见的。其产生的原因也常与家庭教育不当有关。如有的孩子在同伴中谎称自己去过某某国家，其目的就是为了提高自己在同伴中的地位，引起同伴的羡慕和获得认可。

面对这类说谎，教师不应当简单地采用批评的方法，而应采用耐心说服、讲明道理的方法，指出好孩子不能说谎，从而引导孩子切实认识到说谎是无用的、不光彩的。同时注意与家长多交流，促进家庭教育的优化。

（3）开脱责任，逃避惩罚。幼儿的这类说谎，往往是恐惧心理所致。而滥施惩罚就是造成其产生恐惧心理从而导致说谎的一个重要原因。这类说谎在表现方式上有三种：一是只承认一部分错误，极力减轻错误的分量；二是全部否认错误，极力表白不是自己犯的错误；三是嫁祸于人。

作为成人，尤其是家长，应当认识到，上述情况中不论是哪一种，说谎的实质都是在恐惧心理支配下所采取的一种自卫措施，其错误和责任应更多地归咎于成人而不是幼儿。所以，不论是教师还是家长，处理这类错误的要领在于首先反省自己给幼儿心理造成的影响，而不是只严厉地指责孩子。

（4）成人说谎，殃及幼儿。有些幼儿说谎，往往与成人的影响有关。特别是幼儿家长的说谎行为，常是造成幼儿说谎的直接原因。教师对幼儿说的话不兑现，也往往被幼儿视为"骗人"。父母和教师是幼儿心目中的权威人物，如果在孩子面前说了谎，就会使孩子产生"说谎不为错"的错觉。因此，在孩子面前，成人务必要做好言传身教。

2. 无意说谎

无意说谎是由幼儿的心理发展特点造成的，主要表现为以下几方面：

（1）满足愿望的心理。幼儿有时会把幻想、愿望与现实混合在一起。他们为了满足某种需要，常常无意识地和不自觉地"说谎"，这与品德行为无关。如几个小班的孩子在讨论自己的爸爸分别是做什么的时候，有的说"我爸爸是将军"，有的说"我爸爸是船长"，但很明显他们说的都不是真实情况。

（2）理解性心理错觉。幼儿常因认识不足和理解错误产生心理错觉，用想象的情节代替记忆不确切的情节，于是便出现了"说谎"现象。如一个小班的孩子同实习老师说"我明天就不来了，我要回老家了"，但问其父母才知道并非明天不来，而是放假的时候全家一起回一趟老家。

（3）自信心的萌动。幼儿由于理解问题的简单化和不善于分辨想象与现实，往往不切实际地说"大话"，夸"海口"。如某幼儿走到餐桌前，看到一桌子自己喜欢吃的菜，于是说"我要一个人把它们都吃掉"。

对于上述的这些无意说谎，成人千万不要指责他们"说瞎话"，而只要引导他们明白"该怎么说"即可。实际上，无意说谎更像是低幼儿童在少不更事阶段必须经历的心理发展阶段，因此，对于此类说谎，承认其存在的必然性，并做好适当的引导才是当务之急。

三、幼儿学习问题——抗拒幼儿园

幼儿初次上幼儿园，会出现一些情绪波动，这很正常。但有的儿童情绪波动过大，持续时间过长，以致害怕或者拒绝上幼儿园，则无疑不正常。

（一）原因

幼儿抗拒幼儿园，其原因主要在于：从家庭生活走向集体场所，周围环境和人际关系发生了极大的变化，而他严重缺乏这方面的经验。以前在家，几个大人照顾他一个，而到了幼儿园之后，教师无法保证一对一的照顾，许多事情需要自己解决，再加之与家中亲人的分离焦虑，因此，容易产生不愿意上幼儿园的现象并出现哭闹情绪。如果在幼儿园又未获得足够的安全感，如教师的言行举止凶神恶煞，父母的教养引导不当，如父母以将孩子送到幼儿园或交给教师作为恐吓其停止某一行为的手段，则无疑会让这一短暂的情绪行为演变为较长时间的问题行为。

（二）预防与矫正

对于幼儿存在的这一问题，除了需要幼儿园通过环境创设、活动设计、教师与幼儿尽快建立感情来吸引幼儿以外，更多的时候，需要家长和教师、幼儿园作更多的沟通和努力。

对于家长来说，特别需要注意做好以下几方面工作：第一，坚持让幼儿入园，切忌时断时续。家长要让孩子明白，自己是必须要上幼儿园的，这一点，无论如何哭闹都是无法改变的。第二，教给幼儿必要的生活自理能力，如独立喝水、独立吃饭、独立上厕所、独立睡觉等，这些技能的掌握有助于孩子尽快适应幼儿园生活。第三，切忌通过许诺或给予物质奖励等方式说服幼儿入园，一般可用"长大了"等语言来鼓励他入园。第四，多与幼儿的教师交流，每天多给孩子一些积极的鼓励与暗示，多询问一些幼儿园快乐的事情。放学时，家长还可以多陪孩子在幼儿园玩一会儿。

四、幼儿睡眠障碍

（一）夜惊

夜惊，是指睡眠时所产生的一种惊恐反应，属于睡眠障碍。4~7岁幼儿较为多见，男童的发生率更高。幼儿夜惊的主要表现是：入睡后在没有任何外界刺激的情况下，从床上突然坐起，两眼瞪直，惊慌失措，或哭喊出声，表现出恐惧、害怕、惊慌、焦虑等神情。这时，如果叫他，通常难以唤醒，对于他人的安抚，他一般不予理会。夜惊的发作可持续数分钟，发作后仍然能平静入睡，睡醒后基本上对此事没有记忆。发作次数不定，可隔数天发作一次，严重者可一夜几次频繁发作。

1. 原因

一般认为，幼儿夜惊可能与以下因素有关：

（1）神经功能失调。由于幼儿正处于生长发育阶段，神经系统发育尚未完善，对意识活动的支配调节功能尚未健全，大脑皮层对皮层下中枢组织不能起很好的协调作用，因此，有时会在睡眠过程中出现惊叫、惊跳等。

（2）精神紧张，焦虑不安。如离开亲人进入陌生环境，受到成人的严厉责备，睡前看了较紧张、较恐怖的电视节目等，引起大脑过度兴奋，导致晚间睡觉时容易发生夜惊。

（3）不良的睡眠习惯。如睡眠时将手压在胸口上、蒙头睡觉、趴着睡觉等。

（4）躯体患有疾病。如因鼻咽部位患病而引起睡眠时呼吸不畅，或患肠道寄生虫病等，都易诱发夜惊。

（5）睡眠环境不良。如环境中的噪声、空气污浊、闷热、寒冷等。

2. 预防与矫治

消除引起幼儿精神紧张、焦虑不安的各种因素。注意培养幼儿良好的睡眠习惯。如果幼儿患有身体方面的疾病，应及早进行治疗。随着引起夜惊诱因的解除以及幼儿年龄的增长，大多数幼儿的夜惊会自行消失。

（二）梦魇

梦魇，是指以做噩梦，如落入深渊、被凶猛的动物追赶等为主要表现的一种睡眠障碍。由于幼儿在做噩梦时处于极度的紧张、恐惧、焦虑之中，以致大声哭喊而惊醒。惊醒后，幼儿仍表现出短暂的精神紧张、焦虑不安，甚至能向他人叙述噩梦中的某些片段，表达出其恐惧、焦虑的体验（这一点与夜惊的表现区别明显），随后不久，幼儿可能又完全摆脱对梦境的恐惧情绪，再度入睡。

引起幼儿梦魇的主要原因与引起夜惊的原因，以及两者的预防与矫治，基本一致，限于篇幅，这里不再展开。

第四节　幼儿常见疾病及意外事故的防治

一、幼儿常见传染病的预防

由于婴幼儿免疫系统发育不完善，免疫功能较差，婴幼儿容易受病原体的感染，发生传染病。婴幼儿在托幼园所生活，朝夕相处，接触频繁，一旦发生传染病，就很容易流行。因此，预防传染病是托幼机构卫生保健工作的一项重要内容。

（一）幼儿常见传染病的预防

1. 水痘

水痘是由水痘病毒引起的呼吸道传染病，传染性极强，多发于冬春季。易感患者多为 6 个月以上的婴幼儿。病初，可经飞沫传播，当皮肤疱疹溃破后，可经衣物、用具等传播。

（1）症状

感染水痘后，潜伏期 10 ~ 21 天。发病初期 1 ~ 2 天多有低热，随后出皮疹。皮疹出现顺序为头皮→面部→躯干→四肢。初起时为红色丘疹，1 天左右变为水疱，3~4 天后水疱干缩变为痂皮，痂皮脱落，一般不留疤痕。皮疹分批出现，丘疹、水疱、痂皮可同时存在，皮肤瘙痒。

（2）护理和预防

护理：保持皮肤清洁，防止小儿搔抓皮肤，可用炉甘石擦剂止痒。

预防：保持小儿活动室、睡眠室空气流通。少带幼儿到公共场所，避免让幼儿接触病人。发现病儿应及时隔离、治疗，隔离至皮疹全部干燥、结痂，没有新皮疹出现方可回班。接触者检疫 21 天。病儿停留过的房间开窗通风 3h。

2. 风疹

风疹是由风疹病毒引起的呼吸道传染病，风疹病毒在体外生存能力很弱，因此传染性比较小。本病多发生于冬春季。

（1）症状。潜伏期 10 ~ 21 天。前期症状较轻，表现为低热、咳嗽、流鼻涕、乏力、咽痛、眼发红等类似感冒的症状，同时身后、颈部淋巴结肿大。在发热的 1 ~ 2 天内开始出现皮疹，从面部、颈部开始，24h 内遍及全身。手掌、足底没有皮疹。皮疹一般在 3 天内消褪。出疹期间病儿精神良好。

（2）护理和预防。护理：病儿需隔离至出疹后 5 天。病儿宜卧床休息、多喝开水，饮食有营养、易消化。注意保持皮肤卫生。

预防：可注射风疹疫苗。其他预防同水痘。

3. 幼儿急疹

幼儿急疹是由病毒引起的呼吸道传染病，传染性不强，多发于 6 个月至 2 岁的小儿。

（1）症状。潜伏期为 8～15 天。起病急，突发高热，可达 39～41℃，伴有咳嗽、流鼻涕、眼发红等类似感冒症状。幼儿发病过程中大多精神较好，病容不明显，少数可因高热出现惊厥。高热 3～5 天后体温骤降，同时出现皮疹。一天内皮疹齐出，躯干、颈部较多，颜面及四肢较少，1～2 天内皮疹完全消褪。

（2）护理和预防。①护理：针对高热程度对症治疗，以免发生高热惊厥。卧床休息，多喝开水。②预防：同呼吸道传染病。

4. 流行性感冒（流感）

流感是由流感病毒引起的呼吸道传染病。病毒经飞沫传播。人群对流感普遍易感，常发生流感大流行。

（1）症状。潜伏期为数小时至数日。发病急，寒战，发热，体温可高达 39℃ 以上，伴有头痛、倦怠乏力、关节肌肉酸痛等，还可出现恶心呕吐、腹泻等消化道症状。流感的全身症状明显，而呼吸道症状较轻。儿童患流感容易并发肺炎。发热 3～4 天后逐渐退热、症状缓解，乏力可持续 1～2 周。

（2）护理和预防。①护理：应卧床休息，退热后不要急于活动。多饮水，吃有营养、好消化的食物。②预防：增强体质。流感流行时，少去公共场所，减少聚会；保持室内空气新鲜；注意随天气变化增减衣服；接种流感疫苗。

5. 流行性腮腺炎

流行性腮腺炎是由腮腺炎病毒引起的呼吸道传染病，传染性较强，主要经飞沫传播，多发于冬春季。易感者多为 2 岁以上儿童。

（1）症状。潜伏期 14～21 天。一般限于一侧腮腺肿大、疼痛，后波及对侧，4～5 天消肿。腮腺肿大以耳垂为中心，边缘不清，表面发热，有压痛感，咀嚼时疼痛。伴有发热、畏寒、头痛、食欲不振等症状。若出现嗜睡、头痛、剧烈呕吐等症状应及时就医。

（2）护理和预防。①护理：病儿宜卧床休息；多喝开水，吃流质或半流质食物，避免吃酸辣的食物；要常漱口；可服板蓝根治疗；腮腺肿痛时，可冷敷，或以中草药外敷（如青黛散、紫金锭等）。②预防：隔离病儿，至腮腺完全消肿。接触者检疫观察约3周，可服板蓝根冲剂预防。可注射腮腺炎疫苗。

6. 猩红热

猩红热是由乙型溶血性链球菌引起的急性呼吸道传染病，主要经飞沫传播，也可由被污染的用具、食物、玩具等传播，多发生于冬春季。

（1）症状。潜伏期2~5天。病初以发热、头痛、咽痛、呕吐为主，咽部发红，扁桃体红肿，有脓性渗出物。1~2天内出皮疹，从耳后、颈部、胸部迅速波及躯干、四肢。全身皮肤潮红、布满针尖大小的点状红色皮疹，手压可褪色。在腋窝、肘弯、腹股沟等处，皮疹细密如条条红线。面部充血潮红，口唇周围皮疹稀少，呈环口白圈。舌面光滑、舌乳头肿大，像杨梅，称"杨梅舌"。皮疹2~4日内消失，1周左右开始脱皮。少数病儿可并发急性肾炎等疾病。

（2）护理和预防。①护理：隔离病儿至少7天。遵医嘱，彻底治疗。②预防：同水痘。

7. 病毒性肝炎

病毒性肝炎是由肝炎病毒引起的流行比较广泛的常见传染病。传染源为病人及病毒携带者。

（1）传播途径。甲型肝炎病毒存在于病人粪便中，自潜伏期末至发病后2~3周都有传染性。病人粪便直接或间接污染食物，经口传播。乙型肝炎病毒存在于病人及携带者的血液、体液（唾液、乳汁等）及类便中。通过注射、输血及消毒不严格的医疗操作传播是发生乙肝的主要途径。此外，母婴之间及生活上的密切接触者也是重要传播途径。

（2）症状。病毒性肝炎分甲型、乙型、非甲非乙型等多种类型。主要症状为食欲减退、恶心、乏力、腹泻、肝肿大有压痛，不喜欢吃油腻食物等；部分人有黄疸（巩膜、皮肤变黄）。

（3）护理和预防。①护理：隔离病人。肝炎病人应多休息，病情好转可轻微活动。饮食以少脂肪、多维生素及适量蛋白质和糖类为宜。②预防：养成良好的卫生习惯。饭前便后洗手，讲究饮食卫生，防止病从口入，水杯、牙具等应个人专用；做好日常消毒工作；幼儿的食具、水杯等应煮沸消毒（水烧开后煮 15min 以上）；幼儿园工作人员应定期体检；应严格执行各种注射和针刺用具的消毒，并坚持"一人一针一筒"的原则；早发现、早隔离病人，病人隔离后应彻底消毒所在班级的用具、设施。

8. *细菌性痢疾*

细菌性痢疾是由痢疾杆菌引起的肠道传染病，多发生于夏秋季。病人及带菌者的粪便污染了水、食物等，经手、口传播。

（1）症状。潜伏期为 1~3 天。起病急、高热、寒战、腹痛、腹泻。一日可泻十到数十次，为脓血便。排便有明显的里急后重感。少数病人，中毒症状严重，表现为高热、精神萎靡或烦躁不安，很快昏迷、抽风。

（2）护理和预防。①护理：病人宜卧床休息。饮食以流质为主，忌油腻及刺激性食物。病情好转应加强营养。治疗须彻底，以免转成慢性菌痢。②预防：早发现、早隔离病人和带菌者。加强环境卫生、个人卫生和饮食卫生。

二、幼儿常见病的预防

（一）上呼吸道感染（上感）

上感是由细菌或病毒引起的鼻咽部炎症。体弱儿常反复发生上感。

1. 症状

（1）上感症状轻重不同。较大儿童多为鼻咽部症状。鼻塞、流鼻涕、打喷嚏、咳嗽、乏力，可有发热，一般经 3~4 天可自愈。年龄较小（3 岁以下）可出现高热、精神不振、食欲减退、呕吐、腹泻等症状，病程从 1~2 天到 10 余天不等，有的可因高热出现惊厥。

（2）可能引发急性化脓性中耳炎、淋巴结炎、气管炎、支气管炎等。

（3）若出现高热持续不退、咳嗽加重、喘憋等症状时需及时诊治。

2. 护理和预防

（1）护理。病儿宜卧床休息，多喝开水。饮食应有营养、易消化。对高热病儿可用药物降温和物理降温法，使体温降至 38℃ 左右。

（2）预防。应加强锻炼，多组织幼儿在户外活动。早晨坚持用冷水洗脸。组织幼儿户外活动时，穿戴不宜过暖，并根据季节变化，提醒幼儿增减衣服。合理安排饮食，保证幼儿的营养需要，但不宜饮食过饱或过于油腻，以免消化不良使抵抗力下降。幼儿活动室及卧室应经常通风，保持空气新鲜。冬春季节，少带幼儿到公众场合，避免与上感患者接触。

（二）腹泻

腹泻是婴幼儿时期的常见病，也是许多其他疾病的并发症。婴幼儿期需要较多的营养物质，而消化系统发育尚不完善，所以导致胃肠负担较重，加上婴幼儿免疫功能亦不完善，因此容易发生腹泻。对于发育迅速的婴幼儿来说，腹泻严重影响了机体对营养的吸收；严重腹泻时，由于机体脱水，可危及生命。

1. 病因

（1）感染。因吃了被细菌、病毒、霉菌污染的食物，或食具被污染，引起胃肠道感染，夏秋季多见。秋季，由病毒引起的腹泻，可在托幼园所流行。肠道外感染，如感冒、中耳炎、肺炎等也可发生腹泻。

（2）饮食不当。多发生于人工喂养的婴儿。如饮食过多、过少、突然改变饮食，个别婴儿对牛奶过敏，也可发生腹泻。

（3）腹部受凉，贪吃冷食冷饮，可引起腹泻。

2. 症状

（1）腹泻症状轻的，一日泻数次至十余次，大便呈稀糊状或蛋花汤样，体温正常或低热，不影响食欲。

（2）腹泻严重者多因肠道内感染所致。起病急，一日泻十至数十次，呈水样便，尿量减少或无尿，食欲减退，伴有频繁呕吐。因大量失水，使机体脱水，精神萎靡、眼窝凹陷、口唇及皮肤干燥等，严重时会危及生命。

3. 护理与预防

（1）护理。①腹部保暖；每次便后用温水洗臀部。②已有脱水，无论程度轻重，均应立即送医院治疗。无脱水，可服用"口服补液盐"，根据袋上注明的量，倒入适量凉开水，搅匀后即可饮用。③不要让腹泻的小儿挨饿。仍在吃母乳的婴儿，可继续喂母乳。已加固体食物，可根据病前的饮食情况，确定食物的种类和量，但烹调宜软、碎、烂，少食多餐。

（2）预防。合理喂养婴儿，提倡母乳喂养，合理添加辅食，合理断奶。要悉心照料婴幼儿，避免腹部着凉。要做好日常饮食卫生工作，生吃的瓜果、蔬菜，一定要保证清洁卫生。当患儿发生腹泻时，应进行隔离治疗，并要做好消毒工作。

（三）龋齿

1. 病因及危害

残留在口腔中的食物残渣在乳酸杆菌的作用下发酵产酸，腐蚀牙釉质，就会形成龋齿。龋齿的病变过程比较缓慢，开始时牙釉质不光滑、色泽灰暗，容易堆积牙垢，而感觉不到疼痛；进一步破坏到牙本质时，则对冷、热、酸、甜等刺激都会感到疼痛；当龋齿扩大到牙髓时，会经常发生剧痛。龋齿不仅影响咀嚼能力，而且可诱发牙髓炎，使齿槽脓肿，并进一步危害全身健康。

2. 护理与预防

（1）定期检查牙齿。至少每半年检查一次，以便及时发现问题，及时矫治。

（2）培养幼儿早晚刷牙、饭后漱口的习惯。从两岁半开始即应养成早晚刷牙的习惯。指导幼儿学会正确的刷牙方法：顺着牙缝竖刷，刷上牙自上而下，刷下牙自下而上；磨牙的里外要竖刷，咬合面横刷；刷牙时间不要太短，要使牙齿里外及牙缝都刷到。为幼儿选择头小、刷毛较软、较稀的儿童牙刷，每3个月左右更换一次。每次刷牙后将牙刷清洗干净、甩干，刷头向上放在干燥的地方。

（3）教育幼儿不要咬坚硬的东西。

（4）婴幼儿饮食中要有充足的钙。常吃含纤维素较多的食物，如蔬菜、水果、粗粮等，不但可补充营养还可以清洁牙齿。

（5）纠正幼儿某些不良习惯。如托腮、咬舌、咬唇、咬指甲、吃手指等，以预防牙齿排列不齐。若乳牙该掉不掉影响恒牙萌出，应及时拔出滞留的乳牙，以保证恒牙正常萌出。

（四）弱视

1. 病因

弱视是指视力达不到正常，但查不出影响视力的明显眼病，验光配镜也不能矫正。弱视是儿童视觉发育障碍性疾病。

弱视的原因包括：

（1）先天性弱视。

（2）斜视性弱视。斜视是指眼睛在注视某一方向时，仅一眼视轴指向目标，而另一眼视轴偏离目标，表现为两眼的黑眼珠位置不匀称。

由于斜视，大脑视觉中枢难以形成正常的视觉形象，出现复视（双影），为排除这种视觉紊乱现象，大脑就抑制来自偏斜眼的刺激，偏斜眼逐渐形成弱视。

（3）屈光参差性弱视。两眼的屈光状态在性质与（或）程度上有显著差异，称屈光参差。

（4）形觉剥夺性弱视。由于某种原因，某只眼因缺少光刺激，视觉发育停顿。

2. 危害

正常视功能包括立体视觉，即物体虽然在两眼视网膜上单独成像，但大脑能将其融合成一个有立体感的物像，称双眼单视功能。儿童弱视，不能建立完善的双眼单视功能，难以形成立体视觉。缺乏立体视觉将难以分辨物体的远近、深浅等，难以完成精细的技巧，给工作、生活带来诸多不便。

3. 治疗和预防

弱视、斜视的治疗愈早愈好。因此，早期发现，积极治疗弱视和斜视，就成为恢复患眼正常视觉功能的关键因素。幼儿园应定期给幼儿查视力，并在生活中悉心观察幼儿的行为，发现他们有视觉障碍的表现，如经常偏着头视物，或有斜视时，应及时通知家长，早带孩子去眼科诊治。

（五）急性结膜炎

1. 病因、症状

急性结膜炎俗称"红眼病"，是由病毒或细菌引起的传染性眼病。以春夏季多见。细菌性结膜炎一般常有浓性及黏性分泌物，早上醒来上下眼睑被黏住，眼睛怕光，疼痛，有异物感。病毒性结膜症状略轻，眼分泌物多为水样。结膜炎的发炎部位是眼球表面及上下眼睑。内侧的结膜炎，表现为白眼珠发红，故名"红眼病"。

2. 护理和预防

（1）护理。可用生理盐水或酸溶液洗眼睛。白天点眼药水、晚上用眼药膏。忌包扎眼睛，使分泌物无法排出。

（2）预防。急性结膜炎传染性很强，要重视预防和隔离消毒。教育幼儿不用手揉眼睛。手绢、毛巾等要专用，用后煮沸消毒。用流动水洗脸。成人为患儿滴过眼药须认真用洗手液洗手。

（六）维生素 D 缺乏性佝偻病

1. 病因

佝偻病又称"软骨病"，是 3 岁以下婴幼儿的常见病。由于机体缺乏促进骨骼钙化的维生素 D 而使骨骼发育出现障碍。佝偻病患儿发育缓慢、抵抗力低，易患肺炎、上呼吸道感染等疾病。

缺乏维生素 D 的主要原因：

（1）紫外线照射不足。维生素 D 在婴幼儿饮食中含量很少，主要由皮肤中 7-脱氢胆固醇吸收紫外线后转化而来。户外活动少就会因紫外线照射不足而使机体缺乏维生素 D。紫外线可被大气中的粉尘及玻璃吸收，所以空气污染严重的地区以及隔着窗户晒太阳都会影响维生素 D 的合成。

（2）生长发育过快的幼儿以及双胞胎、早产儿等需要维生素 D、钙、磷都较多，容易缺乏而患佝偻病。

（3）长期慢性腹泻的幼儿机体吸收钙磷减少。

（4）人工喂养的幼儿因牛奶中的钙不如母乳中的钙好吸收，也容易患佝偻病。

2. 症状

（1）佝偻病初期，婴幼儿多数为睡眠不安，常有夜惊，头部多汗，多汗与冷暖无关。因头皮发痒，在枕头上蹭来蹭去，使枕部头发脱落，称为"枕秃"。

（2）病情进一步发展，出现骨骼的变化，如颅骨某些部位因骨化差，有乒乓球样感觉；头呈方形称方颅；囟门闭合延迟；出牙较晚且不整齐；肋骨与软肋骨相连处膨大，自上而下像一串珠子，称为串珠肋；胸廓骨骼软化，使胸骨前凸，形如"鸡胸"，或内陷呈"漏斗胸"；胸廓下缘外翻称"肋缘外翻"；会站会走的孩子可出现下肢弯曲呈"O"形或"X"形，下肢畸形。

（3）佝偻病儿一般动作发育迟缓。

3. 护理和预防

（1）护理。佝偻病患儿体质较弱，应预防上呼吸道感染及传染病；应多晒太阳；按医嘱补充维生素 D 及钙剂；不要勉强患儿站或走，以防止下肢畸形。

（2）预防。①多让幼儿到户外晒太阳。②提倡母乳喂养并及时添加辅食。③积极治疗小儿胃肠疾病，以保证对营养的吸收。④北方秋冬季出生的婴儿满月后可适量服用鱼肝油或维生素 D 制剂，用量需遵医嘱，不可滥用。

（七）缺铁性贫血

1. 病因

缺铁性贫血是由于缺乏合成血红蛋白的铁及蛋白质，使血液中血红蛋白的浓度低于正常值所致。缺铁的原因主要有：先天不足，如早产、双胎等体内储存的铁少，且生后发育迅速而出现贫血；饮食缺铁，由于长期以乳类为主食，特别是牛奶，而摄入铁少；幼儿严重偏食、挑食，摄入不足；饮食缺铜、锌、维生素C，影响机体对铁的吸收利用；受疾病影响，如长期腹泻可使机体对铁、蛋白质等营养吸收利用差；长期少量失血，如钩虫病等，使体内铁丢失过多，也可造成贫血。

2. 症状

病儿表现为面色、口唇、结膜、指甲床苍白少血色；因缺氧，呼吸、脉搏较快，活动后感到心慌、气促；严重贫血可有食欲不振或异食癖。长期贫血使机体缺氧，不仅严重影响儿童的生长发育，还由于脑长期缺氧，而影响幼儿的智力发展。

3. 预防

出生后3~4个月开始逐渐增加含铁丰富的辅食，如蛋黄、肉末、肝泥等。纠正幼儿挑食、偏食的习惯。在儿童膳食中应有充足的锌和维生素C。用铁制炊具烹调食物。及时治疗胃肠道疾病。

（八）肥胖症

1. 病因及危害

肥胖症是指皮下脂肪积聚过多，体重超过相应身高应有体重的20%以上。儿童肥胖可影响其心理、生理正常发育。肥胖儿参加体育性游戏不受小朋友欢迎，且常被嘲笑，难免产生心理障碍。儿时肥胖会增加心血管的负担，为成年后形成高血压、冠心病、糖尿病等埋下隐患。

常见病因：

（1）儿童肥胖症与遗传因素有关。

（2）最常见的原因是热量过剩。小儿因精神因素可导致食欲亢进，进食过多；或饮食中热量过多，食量大；或吃零食多。

（3）城市中高楼的增加、电脑电视的普及，使儿童的户外活动明显减少。由于运动量少，摄入热量多而不能及时消耗，剩余热量就转化为脂肪存入皮下。进食多、运动少造成肥胖，称为单纯性肥胖症。

2. 治疗和预防

（1）控制饮食。改变饮食习惯，少吃或不吃高糖、高脂食物，多吃含纤维素多、较清淡的食物。每日饮食应少食多餐，细嚼慢咽，不致因为进食过快没有饱腹感而进食量过大。少吃零食，尤其是高热量的甜食。应逐渐减少进食量，直至正常饮食。控制饮食须坚持一段时期，直到恢复正常体重。

（2）多运动是促进肥胖儿体内脂肪消耗的有效途径。每次运动应坚持一定时间，从 15min 左右到 1h 左右；以跳绳、慢跑等不剧烈的活动为宜。

（九）蛔虫病

1. 传播途径

蛔虫寄生于人体内，成虫形如大蚯蚓，色淡红，寄生在肠道内，寿命约为一年。雌虫每日产卵可达 20 万个，随粪便排出后，虫卵污染了泥土、水及食物（瓜果蔬菜），人吃了就会感染蛔虫病。儿童爱玩土，若饭前不洗手或不认真洗，就很容易经手入口传染；生吃不洁的瓜果蔬菜也很容易得病。

2. 症状

虫卵在小肠内发育成幼虫，经小肠壁进入血液，随血液循环至肺，再由肺到气管、咽，重新被人吞咽进入消化道，在小肠定居，发育为成虫。成虫排出的毒素，刺激神经系统，使儿童睡眠不安，易惊醒，夜间磨牙。影响食欲或有异食癖。蛔虫幼虫经过肺部时，可使肺部发生过敏性反应，表现为发热、咳嗽、咳血或痰中带血丝等症状，蛔虫可引起许多并发症，如蛔虫扭结成团，阻塞肠道，造成肠梗阻；蛔虫有钻孔的习性，可引发胆道蛔虫、急性胆道炎、急性阑尾炎等严重疾病。

3. 治疗和预防

（1）服驱虫药，驱蛔。可于每年9月、10月集体驱蛔。

（2）蛔虫病重在预防，应注意环境卫生、粪便无害化处理。讲究饮食卫生，生吃瓜果蔬菜一定要洗干净。讲究个人卫生，幼儿进餐前用香皂或洗手液、用流动水洗手，勤剪指甲。

（十）蛲虫病

1. 传播途径

蛲虫约1cm长，如棉线粗细，寄生于人体小肠末端及大肠内，成虫寿命1个月左右，雄虫交配雌虫产卵后就死亡。小儿主要经手入口传染，被虫卵污染的手、食物、食具可使人进食时感染。由于雌虫夜间在肛门处产卵，引起瘙痒，儿童用手抓挠，手沾上虫卵可使幼儿反复感染。虫卵排出后还可污染衣裤、被褥或玩具，也可造成传播。

2. 症状

雌虫夜间产卵使肛门奇痒，影响睡眠，间接影响小儿的精神、食欲。因瘙痒抓破皮肤可使肛门周围皮肤发炎。

3. 治疗和预防

蛲虫成虫寿命仅一个月，如果采取严格的卫生措施，经1~2个月可自愈。病儿应穿封裆裤睡觉，以预防散播虫卵及污染手，可在睡前用蛲虫药膏，涂抹在肛门周围，早晨用温水洗净并换内裤，洗净消毒。

预防应以培养儿童良好的卫生习惯为主，养成进食前洗干净手，不吮吸手指，勤换内衣裤等好习惯。幼儿卧床宜采用湿式扫除，幼儿床单应常换洗，常晒被褥。

第五节　婴幼儿的安全管理

一、活动场所安全

幼儿园选址应远离马路、江河、危险品仓库等，以免发生车祸、溺水等，水池、地下水管道、水沟的地面出口均应加盖，以免幼儿失足落入。室外活动场地平坦无杂物，室内地面最好采用木地板或铺有地垫，椅角、桌角、墙角以圆角为宜，以减少跌伤和碰伤发生。设施设备应安全、牢固、无尖角。出入的门应向外开，不宜装弹簧，在门缝处加塑料或橡皮垫，以免夹伤而引起手指或者脚趾骨折。窗户、阳台、楼梯应有栏杆，栏杆应采用直栏，高度不低于 1.1m，栅间距小于 11cm，中间不设横向栏杆，以免幼儿攀爬。活动场所应有安全通道、安全出入口、消防灭火装置、报警装置等。

二、生活用品安全

热水瓶、热锅、家用电器、火柴、打火机、刀、剪、洗涤剂、消毒液、杀虫剂等物品应放到幼儿够不到的地方，以免发生烫伤、触电、中毒等意外伤害。室内取暖设备应有安全防护，注意检查烟囱接头是否漏气，并定期清扫，以防堵塞而引起煤气中毒。炉旁应有围栏，暖气应加护罩，以免烫伤。室内电器插座应安装在幼儿摸不到的地方，使用拉线开关或用插座绝缘保护罩。电线应用暗线，要经常检查电器、电线是否漏电。

三、玩教具安全

选择玩教具除了根据年龄的特点外，还应符合安全的要求。体积小、锐利、有毒的玩具及物品，如珠子、扣子、棋子、别针、图钉、硬币、小刀、剪子等，容易造成幼儿耳、鼻、气管及食管堵塞的异物。大型玩具如滑梯、跷跷板、攀登架等，应定期检查是否牢固、有无损坏，玩耍时要有成人监护。不玩弄易燃、易爆等危险物品，防止炸伤、烧伤。

四、药物安全

药物的用量超量，用法、存放不当及家长、医务人员粗心大意是造成药物中毒的主要原因。幼儿园应建立幼儿用药相关管理制度，家长在送幼儿入园时，将幼儿服用的药物亲自交给保健大夫，并认真登记幼儿姓名、药名、用量和用药时间等信息。医务人员按规定给幼儿服用，用药前要认真核对药品标签、用量及服用方法，认真计算用药剂量。应妥善存放药物，不要和食物放在一起，内服药和外用药分开存放。发现使用过期变质、标签不清的药物应及时通知家长换药。日常用的灭虫、灭蚊、灭鼠等剧毒药品要妥善保管，以免幼儿接触。

五、食堂卫生管理和食物安全

俗话说：民以食为天。食堂作为食物储存、加工和餐具清洗、消毒的场所，切实加强其管理，预防和控制食物中毒和食源性疾病的发生，是做好幼儿园饮食卫生工作的核心环节。食堂卫生工作包括以下几个方面：餐具、厨房用具、各种器皿应该生熟分开，用后及时清洗干净，并用专用消毒柜消毒；洗菜、洗肉、洗水果等的水池应该分开，并且有一定的间距；生熟食品的存放要分开，要有专用的冰箱和冰柜，不得存放无生产日期或者过期变质食品；要保持厨房整体环境的卫生，包括地面、门窗、桌椅、灶台等的清洁卫生，做到窗明几净、一尘不染；厨房内要保持通风、干燥、无油烟、无污浊气味；非厨房工作人员不得进入厨房内。

食物在运输、加工、储存、烹调时应严防污染变质，有毒、腐败变质及过期的食品不能食用。各地卫生部门和幼儿园都要加强食堂和食品安全监管，严防食物中毒事件的发生。

六、过渡环节的安全管理

（一）如厕

幼儿有很强的从众心理，在如厕时往往出现多个幼儿同时要求如厕的情况。此时教师要叮嘱幼儿不要拥挤、争抢、打闹，防止因地面积水而发生滑倒。对于小班幼儿，要根据实际情况予以帮助，特别要检查衣着情况，防止裤子垂落而被绊倒。

（二）盥洗

要教育幼儿不玩水。在洗脸时要闭紧双眼，防止皂液或污水进入眼睛；要及时清扫盥洗室地面水渍，保证无积水，防止幼儿滑倒摔伤。也可结合实例对幼儿进行随机教育，增强幼儿的自我保护意识。盥洗室的清洁剂、消毒液使用完毕，要放置在幼儿拿不到的地方。

（三）饮水

允许幼儿随时饮水，教会幼儿如何判断饮用水的温度，在喝水时不打闹、跑动，以防发生呛水、滑倒等危险事件。

七、幼儿离园前的安全管理

（一）稳定幼儿情绪，防止幼儿打闹

因要离园回家，多数幼儿情绪较为兴奋，幼儿之间可能会出现推拉及打闹现象，这时应及时制止，组织好安静活动，稳定幼儿情绪。

（二）加强幼儿的管理，防止自行离园

因离园时间相对集中，人员多，秩序较乱，所以教师在做好与家长交接工作的同时，应对未接走的幼儿加强管理。要教育幼儿耐心等待家长来接，不要跟随陌生人离园。要密切关注每一个幼儿，防止幼儿自行离园、走失。

（三）做好班内的各项安全检查工作

离园前，保育员认真检查班内的电器、门窗、水龙头，确认关闭无误，方可锁门离开。

第三章　保育员的环境卫生管理工作

第一节　托幼机构房舍的环境保育

托幼机构的房舍应能够保证幼儿生活和卫生制度的顺利进行，满足幼儿进行睡眠、进餐、学习、游戏等活动，便于控制传染病的流行。

一、房舍的配置

一般来说，托幼机构的房舍包括基本房舍和辅助房舍两类。

（一）基本房舍的配置

基本房舍是指幼儿园为每个班配备的一组基本用房，包括活动室、卧室、盥洗室、卫生间、储藏室等。为了便于幼儿使用以及工作人员的管理和照顾，基本房舍要以活动室为主，其他房间围绕在活动室的周围，并有门与活动室相通。此外，每个房舍都要有单独的出入口，便于传染病的管理。小班幼儿的用房应安排在楼下；中、大班幼儿的用房可安排在楼上。楼房的顶部要有防雷设施；走廊应设防火设施；一幢楼最好有几个楼梯同时使用，并有直接通向户外的楼梯，一旦发生意外，可便于迅速疏散幼儿。

（二）辅助房舍的配置

辅助房舍是指为使幼儿园工作正常开展而配备的办公室、资料室、医务室、隔离室、厨房、传达室等。主任办公室应设在幼儿园出入最方便的地方；医务室应设在较容易达到的地方；隔离室应远离活动室，最好设多间隔离室，以便分别进行隔离、观察、治疗，防止交叉感染。此外，为了避免厨房的油烟、噪声、水蒸气、气味等对其他用房的影响，厨房最好与其他房舍保持一定的距离。

二、房舍卫生要求

（一）基本房舍的卫生要求

1. 活动室卫生要求

活动室是幼儿生活、活动的主要场所。为保证幼儿在活动室内能正常地开展各项活动，相互合作并较少发生攻击性行为，活动室的卫生要求如下：

（1）有足够的空间。活动室应有足够的活动面积，并有空间存放家具和大型玩具。一般来说，城市托幼机构的活动室每班一间，使用面积 $90m^2$，供开展室内游戏和各种活动以及幼儿午睡、进餐之用，如卧室与活动室分设，活动室的使用面积不宜小于 $54m^2$。

（2）有足够的空气容量。活动室内的净高不低于 3.3m，这样可使每个幼儿得到充足的空气量。

（3）有充足的光照。为了保持室内有充足的光线和日照，活动室的主要窗户应朝南，窗高（由地面至窗上缘高）不低于 2.8m；为了使幼儿能在室内向外远眺，窗台距地面的高度应为 50~60cm。

（4）便于清洁，保暖性好。活动室的地面应铺地板，以便保温、防潮和打扫。此外还应有暖气、空调等取暖设施。

2. 卧室的卫生要求

为了保证托幼机构内幼儿的休息质量，避免幼儿卧床时紧密接触，便于保教人员在床间行走，以及便于对传染病的管理和对幼儿的护理，卧室的卫生要求如下。

（1）寄宿制托幼机构或有条件的托幼机构应设专门的幼儿卧室。

（2）为了避免幼儿在卧床生病期间相互接触或感染，也为了便于保育人员的巡视和护理，卧室内床头的间距应为 0.5m 左右，两行床铺的间距应为 0.9m 左右。

（3）卧室的其他卫生要求与活动室相同。

3. 盥洗室和卫生间的卫生要求

盥洗室一般设在卫生间与活动室及卧室之间，以免卫生间内的臭气直接进入活动室或卧室，也便于幼儿如厕后洗好手再回到活动室。城市托幼机构应每班配置卫生间，使用面积为 15m²，每班使用的盥洗室和卫生间内至少应有 1 个盥洗台、6~8 个水龙头、1 个小便槽、4 个大便器或 4 个沟槽位、1 个污水池。

盥洗台最好设在盥洗室中央，既可避免洗涤时的拥挤，也能保持墙壁的清洁；如便池是沟槽的，应在沟槽边设置扶手，以帮助幼儿便后起身。寄宿制托幼机构还应在盥洗室设置淋浴池；盥洗室挂毛巾的设备应注意使每条毛巾间有一定的距离，避免毛巾相互接触；幼儿使用的水杯和盥洗用具都应严格分开，并用各种图样、画片或名字作为标记；卫生间必须通风良好，避免臭气直接进入活动室或卧室。

（二）辅助房舍的卫生要求

1. 保健医室的卫生要求

托幼机构的保健医室面积一般为 14~18m²，应备有简单的盥洗设备、医疗器械和常用药品，便于保健医生开展全园的卫生保健工作。

2. 隔离室的卫生要求

托幼机构的隔离室面积一般为 10~16m²，室内可设 1~3 张床位，应有专用的盥洗用具和独立的便桶，便于处理可疑的传染病患儿，并对他们进行隔离和观察，隔离室的出口要远离活动室。

3. 厨房的卫生要求

为了避免厨房中的油烟、灰尘和噪声对幼儿产生不良影响，应将厨房与其他用房分开设置，但是距离不要过远。厨房内应配置各种烹饪设备，如洗切食物、储存生熟食物和洗刷食具的设备，对食具进行消毒和保洁的设备，以及防鼠、灭蝇、灭蟑螂的设备和防尘设施等。

三、通风与采暖要求

由于季节和天气的变化影响着室内空气的温度和湿度，而幼儿的身体调节机能不够完善，需要在室内得到必要的新鲜空气，因此，托幼机构的房舍内必须有科学的通风和取暖设备。

（一）通风要求

通风的目的是通过空气流动排出室内的污浊空气，输入室外的新鲜空气，调剂室内空气的温度和湿度。

1. 通风的重要性

幼儿机体对于空气温度、湿度等变化的调节机能尚不完善，对氧的需要量相对较大。托幼机构房舍内气温过高、过低或者骤然变化，都容易引起幼儿上呼吸道感染等疾病。因此，保证室内空气新鲜对幼儿的正常发育和健康是非常重要的。

托幼机构内的幼儿在集体环境中生活和活动，随着时间的延续，活动室或卧室内的空气会变得浑浊，二氧化碳、水蒸气以及重离子的数量增加，室温上升，降尘量增加，细菌污染的可能性增大。当空气中二氧化碳的浓度超过 0.1% 时，空气的化学成分和物理性质已发生了较大的变化，会使幼儿感到不舒服，注意力不集中，精神不振，容易疲劳，甚至出现恶心、头痛等症状。因此，室内空气中的二氧化碳含量以不超过 0.1% 为宜。

此外，冬季采用火炉取暖的托幼机构，还必须严密注意室内一氧化碳、二氧化硫等有害气体的浓度。

2. 通风的形式

通风有自然通风和人工通风两种形式，托幼机构多采用自然通风。自然通风是借助自然风力和室内外温差引起不同程度的气流而达到通风的目的，风力和室内外温差越大，气流的速度也越快，通风所需的时间就越少。自然通风可通过建筑物外壁的气孔、地板、天花板的孔隙，以及墙壁、门、窗和特设的管道进行。

根据幼儿新陈代谢的需要，每名幼儿每小时需要的新鲜空气约为 16.66m³，因此在门窗关闭的室内，仅靠建筑物的孔隙通风是不够的，必须每小时多次开窗换气，加强自然通风。具体措施包括：房舍应有足够面积的窗户，最好能在相对两侧设置窗或门，使空气对流，便于迅速通风换气；安装适宜寒冷季节使用的通风小窗，这样既不会使冷空气直吹幼儿头部，也不会使室温骤然下降；厨房、卫生间等均应设置独立的通风系统。

此外，应根据季节和气候的变化制定合理的开窗制度：在寒冷季节，当幼儿去户外活动时，室内应及时开窗通风换气；在温暖和炎热的季节而又无大风时，活动室等幼儿主要用房应尽可能打开所有的窗户；在采用自然通风后室内气温仍达 30℃ 以上时，应采用人工通风的辅助设备，如电扇等。

(二) 采暖

寒冷地区的托幼机构既要保持室内温度适宜，又要保证室内空气新鲜，必须在加强室内通风的同时，保证合理的采暖。

1. 托幼机构的室内温度要求

托幼机构的活动室、卧室、办公室、保健医室和隔离室的室内温度不得低于20℃，盥洗室、卫生间的温度不得低于22℃，浴室和更衣室的温度不得低于25℃。室内的相对湿度为 30% ~

80%，风速不超过 0.3m/s。室内温度还应尽量保持均匀，室内水平面各点的温度差以及垂直各点（头部和足部）的温度差最好不超过 2℃，卧室内昼夜的温度差不超过 2~6℃。

2. 托幼机构的采暖方式

（1）集中采暖。集中采暖又分为蒸汽采暖和热水采暖两种，由锅炉房供给蒸汽或热水，经导管输入室内的散热器，从而提高室内温度。

蒸汽采暖：散热片表面温度较高，易引起幼儿烫伤，且容易产生臭味，在停止供热后散热片冷却很快，使室温产生较大的波动。

热水采暖：经加热的水温不超过 95℃，散热片表面温度不高于 70℃，停止供热后散热片逐渐冷却，室内温度波动较小。因此，托幼机构一般适用热水采暖。

托幼机构的散热器必须采取防护措施，以免造成烫伤事故。此外，热水采暖还可采用平铺辐射式采暖的方式，即将室内散热片改为迂回式导管，平铺在室内地板或内墙和天花板内。此种采暖方式的优点是室内各处温度比较均匀，节省室内面积，不会发生幼儿烫伤事故，缺点是热能消耗量较大，不够经济。

（2）局部采暖。局部采暖适用于不具备集中采暖条件地区的托幼机构，有火炉、壁炉、火墙、火坑等明火取暖和电热取暖器、电热油汀、空调等电热取暖。采用明火取暖要防止一氧化碳中毒、烫伤、火灾和烟尘飞扬，因此必须有高处的通风、排烟措施；使用电热取暖相对比较卫生，但也要防止触电和烫伤。局部采暖的明显缺点是室内不同地方的温差较大，空气干燥，应采取适当的措施加以克服。

四、采光和照明要求

采光又称自然采光，是指以太阳光线为光源，保证有效率的室内生活和活动的条件；照明即人工照明，是指用人工光源获得照明的方法。采光和照明的目的是为了形成良好的视环境，保证安全和卫生，提高生活和学习效率。托幼机构的房舍，特别是活动室的采光充分、照明良好，能减少幼儿的视觉疲劳，使其保持情绪愉快。

（一）自然采光

室内自然采光的状况除了与太阳光强弱（受纬度、地区、季节、天气状况等影响）有关以外，还与室内窗户的面积、窗户的位置、棚壁的色调以及室外遮挡物的状况等多种因素有关。

一般来说，托幼机构房舍窗户的面积足够大，窗户上缘离地面高度与室深之比适宜，室内墙壁、天花板及室内家具的色调尽量采用浅色，门窗的玻璃保持清洁，采光窗形状适宜，室内窗间距较窄等，都会增加房舍内的采光。

影响室内采光的因素很多，主要有以下几个方面。

（1）采光窗的面积。为了使活动室有较大的照度，采光窗的面积要足够大。玻地面积比是衡量室内采光状况的一项重要指标，是指窗的透光面积（玻璃的透光面积）与教室地面面积之比。符合卫生要求的托幼机构活动室的玻地面积比应不低于 $1:6\sim1:5$。

（2）窗上缘高度与室深。为了使活动室有较大而又均匀的照度，窗户的上缘应尽可能提高。窗上缘位置低，近窗处桌面照度很大，而远窗处桌面的照度却很小；窗上缘位置提高，近窗处桌面照度虽有下降，但远窗口处桌面的照度却有较大提高，从而使室内照度的均匀性有很大的改善。

在实际检测时，常用室深系数作为衡量这种状况的指标。室深系数是指窗上缘离地面高度与教室进深之比，一般要求托幼机构活动室的室深系数不应小于 $1:2$，若是双侧采光，室深系数则不应小于 $1:4$。

（3）室内墙壁、天花板及室内家具的色调。为了改善室内的采光状况，天花板和墙壁宜刷成白色，室内家具宜采用浅色。

室内墙壁应定期粉刷，并经常保持门窗和家具的清洁。

（4）窗玻璃的清洁程度。普通明亮的玻璃的遮光率为10%左右，而被尘埃污染的玻璃的遮光率可达20%以上。为了保证室内充足的照度，应经常保持门窗玻璃的清洁。

（5）采光窗的形状。竖长方形窗的深方向照度均匀性好，横长方形窗的宽度方向照度均匀性好。

（6）室内窗间距。室内窗间距越宽，室内产生的暗区也宽，直接影响室内光线分布的均匀程度。

为了综合评价活动室的采光状况，可用采光系数作为衡量指标。采光系数是指室内桌面一点的照度与同时间室外开阔地天空散射光的水平照度的比值。一般要求离窗最远的桌面上的采光系数（即采光系数的最低值）不低于1.5%。采光系数是评价室内采光的一个较为理想的客观指标，它不会因气候、季节的变化或测量时间的不同而发生很大的变化。

（二）人工照明

人工照明是利用白炽灯、荧光灯等光源弥补自然采光之不足。托幼机构的活动室、保健医室、隔离室和办公室等宜采用日光色光源的灯具照明，其余场所可采用白炽灯照明。同时，室内选用的灯具应避免炫光，寄宿制托幼机构在卧室应设置夜间供巡视用的照明设施。

人工照明要求室内各点照度之差不能过大，不产生或少产生阴影。室内照度的均匀程度主要取决于灯的数量和灯的悬挂高度。照明的均匀程度常以均匀系数作为指标，均匀系数是指室内最低照度与最高照度之比，一般要求该系数不小于0.5。在灯具数量相同的情况下，均匀系数一般随灯的悬挂高度的升高而加大，而桌面的照度却因悬挂高度的升高而降低。因此，要根据各室对光照的不同要求来确定灯的功率、数量和悬挂高度。

五、安全保护设施要求

托幼机构建筑的设计应处处考虑幼儿的安全，不宜太高，以免造成幼儿疲劳，且一旦发生意外，难以转移。

托幼机构的建筑宜用圆角，尽量避免有凸的结构，以防幼儿撞击造成外伤。例如，花圃的周围应为圆角，走廊的柱子也不应有棱角，窗户宜用拉合式，房门不宜为落地玻璃门，阳台应有短墙和保护网，以免发生意外事故。

楼梯的设计也要考虑安全和通行效能，符合幼儿的生理特点。楼梯要有保护栏杆，栏杆高度不得低于90cm，每根栏杆之间的距离不大于12cm；楼梯要设扶手，高度为50cm；楼梯高度以幼儿自然抬腿为宜，高12~14cm，宽度不应小于1.2m，每级宽25~27cm，一个楼梯直段不得多于16级。

第二节　幼儿园物质环境卫生

为幼儿提供一个良好的、符合卫生要求的物质环境，是保证幼儿正常生长发育和健康发展的基础，也是做好幼儿园保教工作的重要前提。幼儿园物质环境的创设以及卫生要求，应参照执行我国城乡建设环境保护部与国家教育委员会于1987年9月3日共同颁布的《托儿所、幼儿园建筑设计规范》，同时还应执行《民用建筑设计通则》以及国家和专业部门颁布的有关设计标准、规范和规定。

一、幼儿园的建筑卫生

幼儿园的建筑环境对幼儿的成长有着相当重要的影响。幼儿园建筑设计不应只是为幼儿提供一个保护用的容器，而是要组织不同的物质空间，创造幼儿所需的人工环境。幼儿是幼儿园的使用者，设计师应从幼儿的立场出发，运用教育学、心理学原理"用孩子的眼光"去看待幼儿园建筑,用"童心"去设计幼儿园建筑。

(一)幼儿园的规划及园址选择

幼儿园作为社会公共设施之一,其规划设计应纳入城市或农村的总体规划,既有利于幼儿健康成长,又能更好地服务家长。

1. 幼儿园的规模

(1)幼儿园规模的分类。

目前幼儿园的规模可划分为 3 类:小型幼儿园——6 个班以下;中型幼儿园——6~9 个班;大型幼儿园——10 个班以上。

(2)幼儿园规模的确定。

幼儿园规模以有利于幼儿身心健康、便于管理为原则,通常以中型规模幼儿园为宜,每班人数为 20~30。幼儿园规模过小,会使设施、师资利用率低,经济效益较差;幼儿园规模过大,易造成管理上不方便,幼儿人数过多也会影响教育质量,同时使幼儿发病率增高,传染病难以控制。确定幼儿园规模时也应考虑所在地区的居民数量,兼顾幼儿园的性质及体制等方面因素,每个幼儿园的服务半径一般不超过 400~500m。

2. 幼儿园的园址选择

幼儿园的园址选择,要考虑各种环境因素对幼儿健康的影响,考虑包括大自然在内的周围环境,分析周围人们的工作情况及社会活动与幼儿园的关联,园址的选择既要满足教学、活动、生活等的需要,又要符合卫生要求。

适宜的园址应符合下列卫生要求。

(1)环境安静、安全。幼儿园应设在周围环境安静、安全的地方,噪声污染既会对幼儿的听力和神经系统产生有害的影响,又会干扰幼儿园正常的生活和学习秩序,污水、臭气、高压供电线等也会给幼儿造成危险或影响其身心健康发展。因此,幼儿园应远离喧闹的交通要道、车站、码头、机场、工厂、市场等。

（2）空气清新。幼儿园应建在空气清新、环境优美的地区。新鲜的空气是幼儿利用自然因素进行锻炼的重要条件之一，大气污染容易引起幼儿呼吸道疾病，因此幼儿园应远离医院和工业区，如属这类单位的自建园亦应将园址定于常年主导风向的上风处，并有足够的防护距离或可靠的隔离措施。

（3）地势平坦。园内场地应平坦、干燥，保证幼儿活动时的安全，不应设在低凹处，以免排水不畅而影响幼儿活动。

（4）日照充分。幼儿园主体建筑与四周的建筑物应保持一定的距离，在东、南两个方向距离不得小于最高建筑物的 2 倍；在西、北两个方向距离不得小于最高建筑物的 1.5 倍。

（5）面积充足。幼儿园的面积应符合《托儿所、幼儿园建筑设计规范》中的规定，建筑占地面积不超过总占地面积的30%。以保证幼儿园有必需的建筑场地及绿化面积，为幼儿园各种户外设施的设置提供条件，为幼儿的户外活动提供足够的空地。

（二）幼儿园园内布局及各室配置

幼儿园应对建筑物、室外游戏场地、绿化用地及杂物院等进行总体布置，做到功能分区合理，避免相互干扰，方便使用管理，有利于交通疏散，朝向适宜，游戏场地日照充足，创设符合幼儿生理、心理特点的环境空间。

1. 园内布局的卫生要求

幼儿园的建筑物（房舍）应设有生活用房、服务用房及供应用房，另有足够的室外游戏活动场地和绿化用地。

（1）建筑物（房舍）。

生活用房是园内的主体建筑，它包括活动室、寝室、卫生间（含厕所、盥洗、沐浴）、衣帽贮藏室、功能活动室等。最好坐北朝南，与附近高层建筑保持一定的距离，不宜建成高层建筑。一般将年龄较小班级安排在较低楼层，功能活动室可安排在较高层次。

服务用房与供应用房是园内的附属建筑物，其中服务用房包括医务保健室、隔离室、晨检室（宜设在出入口）、教职工办公室、会议室、值班室、教职工厕所等；供应用房包括厨房、消毒室、洗衣房及库房等。附属建筑物与主体建筑宜分开，厨房与生活用房不宜距离太远，应有能遮雨的走廊将两者相连接，并有通向街道的单独出口。

（2）户外游戏场地。

幼儿园必须设置各班专用的室外游戏活动场地。面积应不小于 $60m^2$，为防止园内传染病的流行，各班的游戏活动场地之间宜采取分隔措施。应有全园共用的室外游戏活动场地，以供节假日集会或组织集体活动之用。应设置游戏器具、跑道、沙坑、洗手池和戏水池等。

（3）绿化带。

幼儿园应有足够的绿化面积。绿色植物的种植能起到净化空气、调节气温、减少噪声、美化环境的作用。要有一定面积的草坪，科学地种植各种树木，栽培四季花卉。

具体的卫生要求是：应有充足的绿化面积，理想标准是达到全园总面积的 40%～50%；托幼机构的绿化应根据建筑布局进行规划，合理配置树木，选择合适的花草，建造优美的花坛、花台等景观。在建筑物四周、道路两旁、各种场地边缘，科学地种植各种树木，栽培花卉。树木高低与建筑物大小的比例要相称，并注意疏密相间，灵活自然。在幼儿活动场地，可以考虑种植大树遮阴，使幼儿在炎热夏天也可以在树荫下活动。场地周围可以种植四季花草，用来点缀场地环境。建筑物的周围，可种植品种、花色丰富的低矮灌木和绿篱作为隔离，但要低于窗子。场地四周临街的地方，应多种茂密的常青树，构成绿化保护带，以防风沙和减少噪声。

2. 各室配置的卫生要求

幼儿园各房舍的配置，应能保证幼儿的生活和卫生制度的顺利执行，便于控制传染病的流行。

（1）幼儿园各室配置的卫生原则。

第一，以幼儿为中心，符合幼儿特点，确保为幼儿一日生活的正常进行提供便利条件。便于幼儿的睡眠、进餐、户外活动、教学活动、游戏等各项活动的顺利开展。

第二，应能有效控制传染病在机构内蔓延或流行。各班应有一套单独使用的房间，组成独立的单元，主要包括活动室、寝室、卫生间及贮藏室。

第三，应有安全防范措施。

①注意防火：生活用房在一、二级耐火等级的建筑中不应设在四层及四层以上，在三级耐火等级的建筑中不应设在三层及三层以上，在四级耐火等级的建筑中不应超过一层。

②注意用电安全：设置带接地孔的、安全紧闭的、安装高度不低于1.7m的电源插座。

③注意防止外伤：室内避免明显凸出的物件，墙角、窗台、暖气罩、窗口竖边等棱角部位必须做成小圆角；1.3m以下的墙面以及地面不应粗糙，而应采用光滑且易清洁的材料；平屋顶可作为室外游戏场地，但要有防护措施，阳台及屋顶平台的护栏净高不应低于1.2m，幼儿经常出入的门应在距地面0.7m处加设幼儿专用拉手，楼梯两侧都应安装幼儿扶手，扶手高度不应超过0.6m，在距离地面0.6~1.2m高度内，不得安装易碎玻璃，不应设置门槛和弹簧门。

（2）幼儿园各室的卫生要求。

①活动室。活动室是幼儿生活、活动的地方，每班一间。按国家建设委员会的规定：每名幼儿的占地面积不应少于2.5m²，房屋净高不低于3.3m。

活动室的窗应向南，不应向北或向西，窗台距地面高度不宜大于0.6m，窗台不低于2.8m，以保证足够的采光。窗的开启方式尤其应给予足够的重视，因为活动室窗台较低，窗扇开启方式稍不注意，易使幼儿碰头，造成危险，因此在距地1.3m以内不得设有平开窗扇，最好采用推拉式窗扇，开启方便、安全可靠。

每间活动室要有两个出口，其宽度不应小于1.2m。门扇要向外开，不要有门槛，并经常保持通畅无阻，以避免意外事件的发生。材料应采用较为坚固的木制门，双面均宜平滑、无棱角。

活动室室内装修应考虑幼儿的使用特点，富有童趣，保证安全，易于清洁。活动室应注意色彩设计，主色调不能过于杂乱，如果活动室的色彩太多太杂，色度过于强烈，幼儿会感到疲劳；如果只用白色，又显得太单调，因此在总体设计上宜考虑到光照和环境的协调。活动室的天棚、墙壁和课桌椅宜采用反射率高的浅色调，尤其是天花板和内墙壁应该选择反射率最高的色调，如白色、浅米黄色等，而室内的装饰则以缓解情绪和集中注意力的冷色调为主，尽量选择贴近自然的颜色，如蓝色和绿色等。地面要保暖、富有弹性，最好是木地板，不宜采用水泥和水磨石地面，那样触感太硬、缺少弹性，易使幼儿摔伤，冬季对幼儿腿部保暖也不利。墙面用乙烯基材料、可洗性墙纸、油漆涂料做其表面较为合适。活动室内的噪声级不应大于50分贝。

②寝室。寄宿制幼儿园或全日制幼儿园应设专门的幼儿寝室。为了避免幼儿卧床时的紧密接触，并考虑方便教师和幼儿在床间行走，床与床之间要有一定的距离，床头间距应为0.5m左右，两行床间距离为0.9m左右；寝室墙面的色调宜用淡色；应配质地较厚且颜色较深的窗帘，使幼儿午睡时能较好遮光。寝室地面最好铺设木地板。寝室内要注意防潮和通风，为幼儿

创设适宜的睡眠环境，宜做到"三开三关"：幼儿睡觉前提前开窗通风，幼儿进入寝室入睡前关好窗，幼儿睡觉时适当开窗以利于室内空气新鲜，幼儿起床前关好窗，以免幼儿起床时受凉，幼儿起床结束后开窗一段时间再关好窗。被褥应经常清洗、暴晒，根据气候及时更换。寝室内应安装紫外线灭菌灯，以便于经常进行室内的空气消毒。

③卫生间。卫生间每班一间，使用面积为 $15m^2$ 左右，内设大小便槽、盥洗池和沐浴池。为了方便幼儿的生活，卫生间应临近活动室和寝室，厕所和盥洗池应分间或分隔，并有直接的自然通风。无论采用沟槽式还是坐蹲式大便器，都应有 1.2m 高的架空隔板，并加设幼儿扶手；每个厕位的平面尺寸为 0.80m× 0.70m，沟槽式的槽宽为 0.16~0.18m，坐式便器高度为 0.25~ 0.30m。盥洗池应适合幼儿使用，一般高度为 0.50~0.55m，宽度为 0.40~0.45m，水龙头的间距为 0.35~0.40m，每班至少设 6~8 个水龙头。炎热地区各班的卫生间应设独立的冲凉浴室；热水洗浴设施宜集中设置，集中浴室的使用面积一般为 20~ $40m^2$。卫生间应有独立的、专门的污水池，用于冲洗抹布或倒污水。

④厨房。厨房是幼儿园进行主副食加工的主要场所，不可避免会产生油烟、气味和噪声，因此应将厨房和生活用房分开单独设置，但又不宜过远。厨房内应有各种必备的烹调设备，洗切食物、贮存生熟食物和洗刷食具的设备以及防蝇、防鼠、防蟑螂等卫生设备。配餐间应有专人负责，加强卫生管理。

⑤保健室、隔离室和晨检室。为便于保健老师开展园内卫生保健工作，全园应设保健室一间，其使用面积按幼儿园规模大小，一般为 14~18m^2，保健室内应有盥洗设备和简单的医疗器械及常用药品。

隔离室供隔离传染病患儿及临时观察、治疗患儿所用，故出入口要远离活动室，其使用面积一般为 10~16m^2，设有 1~3

个床位，并有专用的盥洗用具和独立的厕所。

保健室和隔离室宜相邻设置，与幼儿生活用房有适当的距离。

晨检室应设在建筑物的主出入口。

（三）室内的采光和照明

一般来说，幼儿园活动室要充分利用自然采光，并配备一定的人工照明设备。

1. 自然采光

自然采光是指以太阳光为光源室内所得到的光线。活动室内自然采光的卫生要求是使桌面和黑板面有足够的照度，自然光要分布均匀，避免眩光，形成柔和、舒适的生活与学习环境。

除了太阳光的强弱与室内自然采光有关以外，还有以下因素会影响自然采光。

（1）玻地面积比。窗的透光面积与地面积之比称为玻地面积比，主要幼儿用房的玻地面积比值不应低于1∶6，为了提高室内自然采光的效果，采光窗应适当加大，窗的上缘应尽可能高些，在室内环境布置上应避免装饰物盖住窗户玻璃或挡住从窗口射进的光线。

（2）室深系数。窗上缘距地面高与室深之比称为室深系数。单侧采光时，室深系数不应小于1∶2，或投射角（室内桌面一点到窗侧所引的水平线与该点到窗上缘之间的夹角）不小于20°~22°。

（3）室外遮挡物。室外的建筑物、围墙或高大树木等遮挡物对室内的采光影响很大。一般来说，对面建筑物（遮挡物）至活动室之间的距离最好不小于该建筑物高的2倍。活动室附近不宜种植高大树木或放置大型运动器械。

（4）窗玻璃的清洁度。普通玻璃的遮光率为10%左右，而被尘埃污染的玻璃的遮光率可达20%~30%。

（5）墙壁、家具及天花板的色调。墙壁宜刷成白色，家具及天花板宜为淡色，因颜色越深，光反射率越小。

（6）活动室朝向。我国大部分地区的建筑物以南向（或南向偏东、偏西）为宜。幼儿园主体建筑物不应采用东西朝向，最好采用南北向的双侧采光；南外廊、北活动室时，应以北向窗为主要采光面，教师应将小黑板、贴绒板等置于室内东面，以使幼儿作业时大部分桌面能形成左侧采光。

2. 人工照明

人工照明是指利用人工光源获得光线的方法。人工照明可以弥补自然采光的不足。采光条件较好的活动室，白天一般不需要人工照明；但在冬天、阴雨天或室外有遮挡物时，白天也需开照明灯。

人工照明的卫生要求：总的来说，人工照明应保证桌面（及小黑板面）有足够的照度，且照度分布均匀，不产生或少产生阴影，没有或尽量减少眩光作用，在幼儿视野内看不到强烈的发光体（如裸露的灯泡），安全可靠，并有良好的空气条件（不因人工照明而使室内气温过度增高或使空气受到污染）。

为了保证室内最低限度的照度以及光线的柔和、舒适，利用人工照明应注意以下问题。

（1）工作面照度的大小对幼儿的视觉功能以及作业效率有直接影响。照明的大小决定于灯的数量、功率及种类。如果暂时无法改变室内照度不足的情况，就应缩短幼儿作业时间，增加休息次数，以防视觉过度疲劳。

（2）为形成良好的视觉环境，室内照度应均匀。照度的均匀度与灯的数量、悬挂高度、布置方式有关，一般来说，均匀度是随灯的悬挂高度的升高而加大的，但要注意桌面的照度会因悬挂高度的增加而降低。

（3）减少或消除室内眩光。眩光会形成视觉范围内的不舒适，极易造成视觉疲劳。降低光源亮度或降低视野范围内的亮度对比，以及在视野范围内尽量减少形成眩光的光源面积或光源尽量避开视野，要减少或消除室内眩光。

幼儿园的活动室、功能活动室、医务保健室、隔离室和办公室等宜采用日光色光源的灯具照明。

（四）室内的通风和采暖

由于季节和天气的变化影响着室内的气温、气湿和气流，而幼儿的身体调节机能发育不够完善，对于氧的需要量相对较大。因此，保证幼儿园室内新鲜的空气和适宜的微小气候对幼儿的健康非常重要，幼儿园必须有科学合理的通风、采暖设备。

1. 通风

通风的目的是通过空气流通，引进室外的新鲜空气，排出室内因呼吸等原因而产生的污浊空气，并调节室内的温度与湿度，以保证室内有适宜的小气候。将污浊的空气排出，引进室外新鲜的空气，叫作换气。

幼儿的需氧量较大，对疾病的抵抗能力较差，如果幼儿的活动室内空气较浑浊，含氧量不足，有害于身体的空气成分高于限度，再加上闷热以及湿度过大或过小，有可能会造成幼儿机体缺氧，引起幼儿疲劳、精神不振、注意力不集中等现象。而且，也较容易导致某些疾病的传播，影响幼儿的生长发育和健康。室内微小气候的调节与通风的形式及设置密切有关。

通风的形式主要有自然通风和人工通风两种。自然通风是利用自然风力、气流的通风形式。幼儿园生活用房应有良好的自然通风。为了加强自然通风，可采取以下措施。

（1）平时尽可能打开门窗。把窗户全部打开，一般 10min 左右就可换气一次。为了保证室内空气新鲜，活动室应建立起每日合理的通风制度：幼儿入园前、到户外活动时、进寝室睡眠时以及离园时，打开所有窗户通风换气。幼儿在室内活动期间，应根据季节的不同以及活动室窗户的具体设置情况，定时开启全部或部分的窗户通风换气。同时，应避免让幼儿在穿堂风中活动。通风换气时间的长短，可根据室内外气温的具体状况来决定。一般来说，若室外和室内温度相差较大，通风换气的速度就相应较快，这时，通风换气的时间可以相对短一些；反之，则应相对长一些。

（2）活动室及寝室气窗，其总面积不应低于地面面积的1/60。

如果室内有合理的供暖和通风小窗设备时，即使在寒冷季节也可整日打开小窗，这样能够保证一定室温的前提下，使室内有较好的空气条件。

人工通风，是指利用电风扇等电器产品进行通风的方法。在自然通风的情况下，室内气温仍然达到30℃时，应采用人工通风。厨房与卫生间应安装排风扇，活动室和寝室可安装电扇或空调。

2. 采暖

严寒季节既要保证室内空气新鲜，又要维持室内一定的气温，因此，幼儿园在注意通风换气的同时，还必须考虑合理的采暖方式。

采暖方式一般有集中式采暖和局部式采暖两种。

（1）集中式采暖。包括热水式采暖和蒸汽式采暖。幼儿活动室内以集中的热水式采暖为宜，因为在停用供热时散热片中的热水逐渐冷却，室内温度波动较小。蒸汽式采暖时散热片表面温度较高，容易引起幼儿的烫伤，并由于有机尘埃的燃烧而产生臭味；当停止供气时，散热片很快冷却，室温波动较大。如果幼儿园经济条件许可，可采用效果较好的空调设备取暖。

（2）局部式采暖。在不具备集中采暖的幼儿园，可采用局部采暖的方式。局部采暖有使用火炉、壁炉等的明火取暖和运用电热取暖器的电热取暖。在使用过程中一定要注意安全，防止一氧化碳中毒、火灾和烟尘飞扬、烫伤等事故，并注意室内空气的湿度，以免室内空气过于干燥而影响幼儿健康。

二、幼儿园的设备卫生

幼儿园的设备是组织幼儿开展生活和教育活动的物质前提，各项设备要适合幼儿身心发育的特点，符合一定的卫生要求。

（一）幼儿园家具的卫生要求

幼儿园的家具在材料性质、款式、大小等方面都应适合幼儿的生理特点，以便幼儿使用时感觉舒适，杜绝导致外伤的各种安全隐患。房间的家具以满足幼儿日常的生活和活动的需要为宜，并便于移动变换室内空间布置和及时清理。

1. 桌椅

合适的桌椅有助于幼儿保持良好的坐姿，防止脊柱弯曲，保护视力，有利于幼儿的生长发育。桌椅的配置应以幼儿的身高及上、下肢比例为依据。

（1）正确的坐姿。正确的坐姿应不使视觉紧张，不使胸腔和腹腔的器官受压制，要使呼吸自如，身体各器官的血液循环通畅，骨骼肌肉的负担应尽量减轻。幼儿正确的坐姿是：脊柱正直，头不歪；大腿水平，两足着地（脚掌平放于地面上）。在写字、画画时，身体可微前倾；在听讲或手持书本阅读时，身体可微后倾。

（2）桌椅的卫生要求。桌椅的卫生要求是：适合就座幼儿的身材，有利于良好坐姿的形成，减少疲劳的产生，有助于保护视力，不妨碍幼儿正常的生长发育；安全、坚固、物美价廉，不妨碍活动室的彻底打扫。其中以良好的坐姿为最基本的卫生要求。

对桌椅的具体要求是：

椅高（指椅面前缘的最高点距离地面的垂直高度）应与小腿高相同或增加 1cm。幼儿就座时，大腿大部分平放于椅面上，与小腿成直角，腘窝部不受压力，脚底着地，下肢可着力于整个脚掌上，两脚也可前后移动。

椅深（指椅面的前后宽度）应为大腿长的 2/3~3/4，幼儿就坐时小腿后面应留有空隙。

椅宽（指椅面左右两侧的距离）应是幼儿臀部的宽度再加 5~6cm。

椅背的高度应略高于幼儿肩胛骨的下缘，椅背下缘离椅面应有一空隙，椅背应适当向后倾斜7°左右。

桌椅高差（是指桌面与椅面的高度之差）应等于椅高（约等于坐高的 1/3），使幼儿就坐时，两肩不上端也不下沉，肘部弯曲，平放于桌面上，不负担上体的重量，眼睛与书本的距离要合适。

桌椅间距。桌椅间距是指桌与椅之间的水平距离，包括椅座距离和椅背距离两种。椅座距离即椅面前缘与桌近缘向下所引垂线之间的水平距离。在椅深适宜的条件下，正距离和零距离都不能使幼儿保持良好的读写姿势，最好有 4cm 以内的负距离。椅背距离是指椅背与桌近缘之间的水平距离，就坐幼儿的胸前（穿衣情况下）应有 3~5cm 的自由距离，避免挤压胸部。

幼儿宜用平面桌，桌面的面积可大可小。两人坐、四人坐或六人坐均可。进行桌面活动时，其采光方向以及光线的强弱都应符合基本的卫生要求。桌面下不要再加抽屉和横木以免影响下肢的活动。

桌椅的颜色应选用浅色，但不宜使用白色，因白色反射率太高，易伤眼睛，同时极易污染，不易清洁。

桌面、椅面要每天擦抹，其余部分要定期擦抹，以保证清洁、卫生。桌椅的重量应适中，便于幼儿自己安全搬动。

2. 床具

幼儿用床必须坚固、稳定，以木板床为宜，也可用普通藤绷床，但要注意床绷的通气性和软硬度。幼儿不宜用弹簧床、沙发床、柔软的席梦思床，因为这类床不利于幼儿保持正确的睡姿。帆布床较为轻便，也可采用，但使用时必须扯紧帆布，否则也不利幼儿保持正确的睡姿。为了方便幼儿就寝，保证幼儿的安全，要尽量避免使用双层床，尤其是小班不宜采用。

卧室中应为每个幼儿配备一张小床。幼儿床的大小、长短以及结构等一定要适合幼儿的身材。具体地说：床的长度应为幼儿的身高再加上 15～25cm，床宽应是幼儿肩宽的 2～2.5 倍。床高一般为 30～40cm。床的周围应设有栏杆，并在一侧留出上下床的空隙。

若卧室较小，或将幼儿的睡眠安排在活动室内，可以使用双层床或幼儿折叠床，其尺寸大小以及结构等方面的设计，也应适合于幼儿的身体以及考虑到幼儿的健康。

床头之间以及床与床边缘之间均应保持一定的距离。床与床之间应留有过道，以便教师能够照顾到每个幼儿。幼儿使用的床应保持清洁与干燥。

3. 橱柜

各种橱柜在设计和制作时，注意避免可能伤害幼儿的棱角，橱柜门上的拉手也应注意安全性。橱柜表面应光滑，避免有木刺或钉子露出；橱柜应敦实，重心较低，以免幼儿不慎将其推倒而造成伤害；最好将橱柜设在墙内，这样既能扩大幼儿活动的空间，又能避免幼儿碰撞。

橱柜的高度可相当于幼儿的平均身高，一般为 100～115cm。深度约相当于幼儿的手臂长，为 35～50cm。

橱柜要经常擦洗和消毒，所以，必须涂上不怕水洗和消毒药物洗刷的浅色油漆。

4. 饮食用具

幼儿常用的饮食用具质地应坚固、光滑、无毒、易于清洗与消毒、不起化学反应、防止烫伤幼儿的嘴和手，其大小、重量以及结构应适合于幼儿手部发育的特点，便于幼儿用手操作。

餐具可选用耐高温的塑料餐具、不锈钢餐具或钢化玻璃食具等。

筷子宜选用圆柱体的竹制筷子或木制筷子。长度约 20cm，筷子的外表不要涂漆。

如果幼儿使用的饮食用具出现了破损，应及时更换。

幼儿每次进餐以后，用过的餐具应及时洗净并进行消毒。

5. 挂衣架、毛巾架和镜子

幼儿园的更衣室内应有挂衣架。挂衣架的样式很多，一般常用的有隔离式挂衣架和敞开式挂衣架两种。应以方便幼儿自己取放衣物为基本要求。

幼儿盥洗室内应设有毛巾架。毛巾架一般是开放式的，宜放置在空气流通的地方，高矮尺寸应符合幼儿的身高特点，最好是不锈钢或木质的，轻便而且可以自由挪动。毛巾架应使每条毛巾之间保持一定的距离，以保证通风干燥和避免相互接触，并且应经常搬到室外，放在日光下进行暴晒消毒。

更衣室和盥洗室内应设有镜子，便于幼儿自己穿脱衣服和检查自身的整洁状况。镜子可离地高 25~30cm，最好是安在墙体内。

6. 盥洗用具

幼儿常用的盥洗用具有肥皂、毛巾、牙刷、牙膏、盆、浴巾、护肤剂、手纸等。除香皂、手纸以外，其他盥洗用具都应是专人专用。

幼儿使用的香皂、护肤剂应选用刺激性小的幼儿型产品。毛巾也应选用质地柔软的棉织品，毛巾不宜太厚，以利于幼儿自己动手盥洗。寄宿制幼儿园中的幼儿的洗脸毛巾与洗脚毛巾应分开使用。女孩子还应有专用的清洗外阴的毛巾。幼儿每次盥洗后，保教人员应将毛巾搓洗干净然后晾挂，以保持毛巾的清洁与干燥。

幼儿应使用幼儿牙刷。刷牙后要彻底清洗干净，将其甩干，然后再把牙刷毛朝上、牙刷柄朝下放置在刷牙杯中，以保持牙刷的干燥。幼儿使用的牙膏最好选用含氟的牙膏，要提醒幼儿将牙膏沫吐干净，不要吞食。刷牙杯应定期清洗和消毒，牙刷定期更换。

幼儿使用的洗屁股盆和洗脚盆应分开，并且在幼儿每次洗完后应进行必要的清洗以及定期消毒。

幼儿应选用卫生、柔软的手纸，放置在方便幼儿取用的地方，并教会幼儿大便后正确使用手纸的方法，女孩子小便后也要用手纸。

（二）幼儿园玩教具的卫生要求

1. 玩具

玩具是幼儿开展游戏的物质基础，伴随着幼儿成长。幼儿园的玩具是为全体幼儿所使用的，如果选购不当或管理不善，很容易引起幼儿身体受损以及导致疾病的传播。我国于 2004 年 10 月 1 日起实施新的《国家玩具安全技术规范》，其技术内容等同采用了国际标准化组织批准发布的 ISO 三项国际标准，并增加了标准实施的具体要求。

幼儿玩具的基本卫生要求是：无毒、安全、牢固、耐玩、易于保洁与消毒，对幼儿身心的健康发展能起到良好的促进作用。

具体地说，在选购幼儿玩具时，除了要符合不同年龄幼儿的特点、满足教育任务要求外，还要注意选择正规厂家生产的符合卫生要求的产品。

（1）玩具的质地。玩具的质地有木材、金属、塑料、橡胶、纸张、棉布、皮革等。塑料、橡胶玩具便于清洗消毒，且不易污染、轻巧安全，是较理想的玩具。木制、金属的玩具也比较好，如积木、小卡车、小动物玩具等。用布和皮革制成的小娃娃、小动物等容易污染又不易于消毒，因此应选择那些有外衣且能穿脱的，以便于清洗。陶瓷、玻璃制的工艺品玩具容易破碎，只宜观赏或装饰。

（2）玩具的颜色、大小、轻重、形状。玩具颜色要鲜艳，但玩具表面涂料含有的砷、铅、汞或者其他有毒物质必须低于卫生标准，最好是在有颜色的外层上涂刷2~3层透明漆，以形成比较安全、牢固的保护薄膜，同时，涂的颜料的油漆要求无毒、无味、不褪色，易于消毒，且与消毒液不起化学反应，不溶于唾液和水。玩具的大小与轻重应适合幼儿，过小的玩具容易导致异物入体，如整套组合玩具中有些细小的零件、小棋子等不适合幼儿玩耍，以免误入口中；而过重的玩具又容易造成砸伤。玩具的表面应光滑，没有锐利的边和角，以免引起幼儿外伤。

（3）玩具本身的功能。玩具本身的功能应对幼儿有一定的吸引力，能引发幼儿良好的情绪和情感感受，并具有比较好的教育价值。而不应选购那些对幼儿身心产生伤害的玩具。如不宜选购那些容易引起幼儿视觉、听觉、触觉不安、看似可怕、声响很大的玩具；容易传染疾病的小喇叭、口琴、哨子等直接用嘴吹的玩具；有碍于幼儿心理健康发展，容易给幼儿造成身体伤害的手铐、刀枪等玩具。

（4）玩具的管理和使用。玩具应有规定的存放场所，要指导幼儿正确使用，并培养幼儿爱护玩具、保持玩具清洁的良好习惯。对于已损坏的玩具，应及时修复；对于过分陈旧的、无法修复的玩具，应报废处理。玩具应实行经常性的消毒，可以采用温水和肥皂清洗，或使用消毒液清洗，也可以根据玩具材料的性质采用蒸煮或日光暴晒等方法进行消毒。托幼机构新添置的玩具都应经过消毒处理后方可使用。幼儿玩过玩具后，要及时洗手。

2. 书籍

幼儿阅读的图书常以图画为主，并配以必要的文字说明。书籍中的图画、文字对于眼睛来说都是视觉刺激物，它们反映在视网膜上的图像清晰与否，主要决定于图画、文字的大小，并决定于图画、文字与背景的颜色。图画、文字过小，会使视觉紧张，眼睛会很快疲劳。因此，要求图书对保护幼儿的视力和提高神经系统功能方面都具有促进作用，因此应符合以下具体卫生要求：

（1）书籍中的图画要形象生动，线条清晰，颜色鲜明，大小合适。

（2）文字要大而清晰，年龄越小，字应越大，排版要便于阅读。

（3）所用的纸张要结实，纸面光滑而不反光、不耀眼，并且有一定的厚度，避免印刷的字体透过纸的背面。

（4）字行间距不宜太近，书型、重量及大小等均应适合于幼儿使用。

（5）幼儿读物应定期进行消毒。

（6）如果有破损，应及时修补。过脏、过破的书籍最好作废，不再继续使用。保教人员要培养幼儿用书的卫生行为和习惯，教会幼儿爱护书籍的方法。例如，保持眼书距离，不在光线耀眼的地方阅读，不用唾液沾湿手指去翻阅，读完书要合上等。

3. 教具和文具卫生

教具和文具包括幼儿使用的各种笔、绘画颜料、橡皮泥、黑板、电视、教学用的图片、练习纸、书包等，幼儿园使用的这些物品都应符合卫生标准和卫生要求。

（1）幼儿使用的各种笔、绘画颜料、橡皮泥等不应含有有毒色素或物质，笔杆上的颜料表面应有一层不易脱落、不溶于唾液的透明漆膜。笔杆的粗细、长短以及轻重，应适合不同年龄幼儿手部肌肉、关节及骨骼发育的特点。

（2）黑板最好使用磁性的。磁性黑板表面平整、无裂缝、不反光，使用方便卫生。使用一般黑板应尽可能用湿的抹布拭去粉笔印记；在使用贴绒教具时，也应注意颜色的反差度。书写在黑板上的字，要使幼儿都能看清楚。尽量使用无尘粉笔。

（3）教学用的图片，画面要大，色彩明快、鲜艳、和谐，并有一定的对比和反差。

（4）幼儿所用纸张要致密，纸质应比较结实。

（5）大班幼儿学写字用的铅笔的笔芯要软硬适中。幼教工作者要教给幼儿正确使用文具的方法，并养成使用文具的卫生习惯。如正确握笔、不咬铅笔和蜡笔，不在手上或其他部位乱涂乱画，用完彩色画笔要及时盖好等。

（6）幼儿书包宜选择较轻便的双肩背包。

（7）电视节目以其新颖直观的形式、生动活泼的形象，深深地吸引着幼儿。看电视既能扩大幼儿的视野，丰富幼儿的生活，又有利于幼儿智力的发展。然而，无选择地、长时间地看电视，对幼儿的身心健康会产生不利的影响。

为此，幼儿看电视，必须精选电视节目的内容，让幼儿享受娱乐，并获得有益的知识经验。教师应与幼儿一起观看，并讨论所看的内容。而且要把握幼儿看电视时间，一般每周以 1~2 次为宜，3~4 岁每次不得超过 10~15min，5~7 岁每次不得超过 25~30min。白天看电视，如果室内光线较亮，为了减轻视觉疲劳，须挡上遮光窗帘。为了避免屏幕强光刺激眼睛，降低眼睛的调节功能而造成近视，电视机应放在距地面 1~1.2m 高的电视柜或桌子上，最前排距电视机不得少于 2m，最后一排不得超过 5m。而且要注意控制电视机的音量，音量太大与太小都不宜。

（三）幼儿园体育设备的卫生要求

幼儿园要准备各种供幼儿运动的体育设备，体育设备要适合幼儿的身心特点，促进幼儿身体健康发展。幼儿园的运动器械有大、中型的，如滑梯、秋千、转椅、荡船、攀登架、摇马、平衡板、投掷架等，也有小型的运动器械，如小三轮车、手推车、塑料圈、哑铃、各种球等。

幼儿运动器械应符合下列卫生要求：

（1）坚固、耐用、光滑、使用安全，高矮、大小、坡度等均适合幼儿的年龄特点，有利于幼儿的身心健康与发展。

（2）在每次活动以前，要仔细检查器械的关键部位是否安全。

（3）当发现有破损、脱落、变锈等现象时，应立即停止使用该器械，并及时加以处理。

（4）定期进行检修，加强安全与清洁管理等。

幼儿体育活动场地以草地或泥地为宜，必须清洁、平坦，不得有任何会给幼儿带来损伤的异物，如玻璃、石块、碎砖、木桩等，场地内也不得有积水。

第三节　幼儿园精神环境的创设

在幼儿园教育环境创设中，普遍存在着重物质环境、轻精神环境的现象。有的幼儿教师对精神环境的创设认识不足，不把幼儿放在与自己平等的位置上，认为他们什么都不懂，动辄训斥。这种师生关系往往很紧张，幼儿怕教师，认为教师是可敬而不可亲的，缺乏自信，不敢表达自己的需要、好恶等。还有的教师偏爱、喜欢漂亮、聪明、听话的幼儿，厌恶调皮好动的幼儿，歧视能力差、体质弱的幼儿。这将会大大挫伤幼儿的感情。被宠的幼儿易骄傲、奉承、讨好；失宠的幼儿易自卑，而且可能引发出嫉妒、怨恨等不良心理。这样的精神环境会阻碍幼儿的身心健康发展。

幼儿教育从本质上讲就是一种环境的创造。幼儿更需要在相互信任、相互平等、相互尊重的环境中生活，这样的环境会使他们感到安全、温暖、宽松和愉快，也只有这样，幼儿才能积极主动地活动与学习、探索与创造，从而获得最佳的发展。依据幼儿的年龄特点，创设符合幼儿发展和教育要求的精神环境，必须做好以下工作。

一、树立现代幼儿观和教育观，建立良好的师幼关系

幼儿观是对幼儿总的认识，即各种对待幼儿观点的总和。教育观是在一定的幼儿观指导下，对幼儿的态度和所施行的教育思想，它是在幼儿观的基础上产生的。教师应树立体现现代教育思想的幼儿观和教育观。

首先，要热爱、尊重并了解幼儿，为幼儿营造一种安全、温馨、轻松、愉快的精神环境。教师热爱幼儿是其热爱教育事业的直接表现，是教育的灵魂，是教师对幼儿进行教育的基础。这种爱是原则的、公正的、有理智的和有分寸的。教师要以宽宏的胸怀去爱全体幼儿，而不只是爱几个幼儿。教师要善于设身处地体验幼儿的所作所为，耐心细致地观察、了解幼儿的内心世界，以真诚、热爱和关怀的态度去对待每一个幼儿，做到一视同仁。

其次，教师应当以民主的态度来对待幼儿，善于疏导而不是压制，允许幼儿表达自己的想法和建议，而不以权威的命令去要求幼儿。这种自由而不放纵、指导而不支配的民主教养态度和方式体现了对幼儿的尊重，能使幼儿具有较强的社会适应能力，使幼儿能够积极、主动、大胆、自信，同时，自我接纳和自我控制能力得到较好的发展。

再次，在教师与幼儿的交往中，要尽量采用多种适宜的身体语言动作。例如，微笑、点头、注视、肯定性手势、抚摸、

轻拍脑袋和肩膀等。在师生交往中，应尽量采用这类"此时无声胜有声"的方式，用身体接触、表情、动作等来表示自己对幼儿的关心、接纳、爱抚、鼓励或者不满意、希望停止当前行为等。教师在与幼儿交谈时，最好保持较近的距离和视线的接触。

二、培养幼儿群体，建立良好的幼儿与幼儿交往关系

随着年龄的增长，幼儿的社会意识也随之增强，他们不会仅仅满足于与双亲、老师之间的情感交流。幼儿园中伙伴之间的情感交流，就是幼儿渴求的精神环境，它会使幼儿产生安全感，而这种心理感受又是幼儿喜爱幼儿园并接受良好教育的心理基础。因此，在幼儿园的精神环境创设中，要力求为幼儿提供一个平等和谐团结友爱的班集体，并充分利用集体的教育力量。

教师初建班集体时，应坚持正面教育和集体教育的原则，使幼儿的个体才能在集体中得到充分表现，逐渐使幼儿产生自信和自主感。教师要注意引导、鼓励和帮助幼儿参加各种活动，并随时肯定、表扬他们的积极性，这将会激励他们的主动精神。

教师要引导幼儿学会相互交流思想和感情，在平时应让幼儿相互说说对某件事情的感受，学会观察他人的喜怒哀乐，了解他人的情趣情感状态等，建立同伴间相互关心、友爱的气氛。这样的教育应贯穿于日常教育活动的每一个细小的环节中。

三、以身示范，建立良好的教师与教师交往关系

教师与教师之间的人际交往对幼儿的社会性培养具有多重的影响。首先，教师间的交往是幼儿同伴交往的重要榜样。教师教育幼儿要互相关心、帮助、抚慰、合作，如果教师自己做到了，那幼儿就很容易产生这种行为方式并且长期稳定下来。其次，教师间的交往涉及班级、幼儿园是否具有良好的气氛。

教师间如果相互关心、相互帮助，就会给班、园带来一种温情的气氛，幼儿耳濡目染，容易激发出积极的社会性行为。

四、沟通交流，建立良好的教师与家长交往关系

幼儿园的各项教育离不开家长的配合，要建立良好的精神环境同样也离不开家长的支持和帮助，教师要经常和家长交流，互相学习、取长补短，共同教育好幼儿，教师和家长的关系直接影响到教师和幼儿的关系。

除此之外，还应形成良好的幼儿园风气，幼儿园的日常规则、一般行为标准也是幼儿园精神环境创设的重要部分。

我们可以从以下各方面对幼儿园的精神环境予以评估：①师生间、同伴间是否充满爱与温暖的情感气氛；②是否富于智力的、体力的、语言的、社会的、美学的、道德的各种刺激；③是否有助于发展幼儿积极的自我概念与自信心；④是否能够经常满足幼儿的各种需要；⑤是否鼓励探索与创新；⑥是否有利于幼儿自己选择、独立操作与开发自主性活动；⑦是否鼓励互助、合作、轮流与分享；⑧能否激发幼儿兴趣和内在学习动机等。

《幼儿园教育指导纲要（试行）》第三部分"组织与实施"中第八条明确指出，"环境是重要的教育资源，应通过环境的创设和利用，有效地促进幼儿的发展"。物质环境如同硬件，精神环境如同软件，而软件的建设重于一切。因为教育是塑造人的灵魂的工作。因此，作为一名幼教工作者，要为幼儿创设良好的园内环境，就要硬件、软件一同抓，从而使环境整体教育功能得以发挥，有效促进幼儿的全面发展。

第四章 保育员的生活管理工作

第一节 入园环节的管理与保育要求

一、入园晨检与喂药

（一）晨检

入园环节，幼儿首先要接受保健医生的晨检，晨检的内容应包括"一摸二看三问四查"，即：摸头部是否发烧，两侧腮腺是否肿大；看儿童面色，咽部是否红肿，皮肤有无皮疹，精神好与坏；询问家长儿童在家的饮食、睡眠和大小便情况等；检查儿童身上有无携带不安全物品。晨检中如发现疑似情况，保健医生要建议家长及时带儿童去正规医院诊治，必要时应采取隔离措施。儿童有晨检异常的情况要及时做好记录。

（二）喂药

当天，儿童如需喂药，家长要与保健医生当面沟通，保健医生了解儿童具体病情后，对于符合委托喂药要求者，要求家长必须进行详细的登记并签字。保健医生核实无误后，方可接受家长的委托喂药。

喂药前，保健医生要仔细核实药品及家长登记的相关信息，确认无误后，方可进班给儿童喂药；喂药后保健医生要签字。如有疑问，及时与家长电话沟通，确保委托喂药工作的安全。

幼儿园家长委托喂药的要求如下。

（1）家长需提供带有原包装的一次用量的药品，并向幼儿园保健医生出示儿童所用药品的医生处方。

（2）家长每天需填写家长委托喂药登记表，并注明儿童姓名、班级、病名、药品用法、用量、联系电话，家长必须签字确认。

（3）需经保健医生检查、确认所带药品与处方内容（用药人姓名、用药日期、药品名称、用法、用量）一致后，保健医生方可接受家长委托喂药工作。

（4）保健医生按照家长登记的药品用法、用量逐一为幼儿喂药，喂药后签字确认。

幼儿园必须建立严格的家长委托喂药制度，同时向全园家长大力宣传，取得家长的配合，才能更好地保证幼儿的健康成长。

二、做好室内通风、清洁与消毒工作

（一）开窗通风

保教人员早晨 7:30 进班，首先要做的就是开窗通风。根据季节做好防寒保暖工作，冬季室温不低于 18~20℃，夏季不超过 30℃。除雾霾天气外，每天通风至少 2 次；每次通风时间不应少于 10~15min；雾霾天气通风时间为 5min 即可。

（二）清洁与消毒

保育员先用清水抹布擦拭活动室的桌面、玩具柜、书架和窗台，然后再用 5~10g/2L 氯化磷酸三钠（简称 TD）溶剂浸泡过的抹布擦拭消毒一次，滞留至少 10min。然后，再用清水抹布擦拭干净。注意擦拭桌面时，抹布要一擦到底，不要来回擦，做到横擦一遍，竖擦一遍，擦完桌面擦桌子四边，以保证桌子干净、卫生、安全。

（三）接待幼儿进班

幼儿陆续入园，教师要亲切接待、问好，并接受幼儿的问候。组织幼儿叠好自己的外衣、整理好书包，然后提醒幼儿洗手，挂好毛巾。

三、准备好幼儿生活用品及饮用水

保育员准备好已消毒的水杯、餐具、毛巾。准备好足量的香皂、儿童护手霜及卫生纸。

水龙头每天擦拭干净，然后用 5～10g/2L 的 TD 溶液擦拭消毒；也可用 84 消毒液擦拭 2～3 遍，滞留 10min。然后，再用清水抹布擦拭干净。

每天离园前，保育员做到清洗水罐一次，提前为儿童准备冷开水，当天倒入热开水调节水温，水温以水滴落在成人手背不感觉烫手为宜。

此时，教师热情接待幼儿和家长，必要时可与家长简短地沟通幼儿在园情况。

四、做好晨间接待工作

保育员协助教师热情接待幼儿入园，稳定其情绪。指导并帮助刚刚来园幼儿脱去外衣，然后叠好并放在固定位置。督促幼儿正确洗手，挂好毛巾。

在晨间接待中，教师可以灵活地组织幼儿进行晨间交流或参与幼儿晨间活动，耐心回应幼儿的个别需求。此时，对中、大班幼儿可指导他们做些自我服务性劳动，如擦擦小椅子，也可引导值日生照顾植物角，做些力所能及的事情，如浇水、剪掉黄叶、做好简单的观察记录等。

第二节　盥洗环节的管理与保育要求

一、做好盥洗前的准备工作

保育员准备温度适宜的流动水，准备大小适宜的香皂，方便幼儿取用。保教人员要求幼儿先如厕，然后分组盥洗。盥洗室地面要保持干爽。

保教人员相互配合，根据站位轮流关注幼儿洗手情况，保证每位幼儿洗手清洁到位，杜绝病从手传现象的发生。

二、针对年龄差异指导幼儿正确洗手

对于刚入园的托班、小班幼儿，保教人员可以手把手帮助并指导他们按六步洗手法正确洗手。对于中大班幼儿，保教人员可指导其学会独立地按六步洗手法正确洗手；洗手时做到不拥挤、不打逗。保教人员随时提醒幼儿搓香皂时关掉水龙头，培养从小节约用水的意识。

三、注意观察幼儿洗手后的细节问题

保教人员如发现幼儿袖口未整理好或衣服有溅湿等问题，要及时给予指导和帮助，对于弄湿的衣服要立即帮助幼儿更换。冬季保教人员要指导幼儿学会使用护手霜。

在托幼园所中，保教人员为了激发幼儿对洗手的兴趣，也为了巩固洗手的方法，培养良好的洗手习惯。洗手时，可以带领幼儿一边说儿歌，一边洗手；做到寓教于乐，促进幼儿生动活泼地健康发展。

第三节　餐点环节的管理与保育要求

一、餐前准备与消毒工作

在进餐前 30min，保育员开始做全面餐前准备。备足餐巾纸，取回消毒好的餐具，并盖上消毒巾。进餐前 10min 对桌面进行消毒，第一遍清水、第二遍肥皂水（或消毒液）、第三遍清水擦净。保育员在餐前及时向幼儿介绍饭菜名称，用生动的语

言激发幼儿食欲。

幼儿园餐具要求与消毒方法如下：

餐具用后要做到一去渣、二清洗、三冲净、四沥水。洗净的餐具必须控干净水，再放入消毒柜或热力蒸气柜进行消毒。消毒设施一般 30~40min 后自然断电，即完成消毒工作。餐具必须做到餐餐消毒。

也可用煮沸法消毒，煮沸时间为 5~10min 为宜；菌痢发生时煮沸 10~12min；肝炎发生时至少煮沸 30min。

二、餐中指导与教育

进餐中播放轻柔、安静的音乐，创设温馨愉快的进餐氛围，保教人员指导幼儿有序进餐。

进餐时，保育员面向全班幼儿公平分发适量的饭菜。根据需要随时添饭，不催促幼儿进餐，也不暗示幼儿快吃。

进餐中，保教人员培养幼儿保持正确进餐姿势：双脚放平，身体靠近桌子，背部挺直，身体重心落在臀部与小椅子接触的部位，双肘自然垂落桌上。

培养幼儿正确使用餐具：饭碗应靠近身体摆放，菜盘放在碗的前面，左手扶碗、右手拿勺或筷子（以右利手为例）。

培养幼儿进餐习惯：要求幼儿一口饭一口菜，闭起嘴巴细嚼慢咽；荤素菜与主食搭配着吃；等吃完全部饭菜，用饭碗盛汤或粥，全部吃完再送餐具并漱口。

保教人员随时关注幼儿坐姿和进餐情况，并根据个体差异予以指导。如发现幼儿进餐较快，要提醒其细嚼慢咽；如发现幼儿进餐过慢，要提醒其不分神，一口接一口地专心吃饭，不拖沓。

幼儿进餐中，保教人员要营造温馨、愉快的进餐氛围，在餐前、餐中都不处理幼儿的进餐问题。

三、餐后管理

指导幼儿将餐具放在指定位置，然后，按要求漱口并擦嘴。保育员指导幼儿正确漱口的步骤如下：

（1）餐后用饭碗接半碗温开水漱口。

（2）喝一口，水含在口中。

（3）闭上嘴，鼓动腮帮咕噜、咕噜、咕噜漱洗几下。

（4）吐出口中水，再喝一口，水含在口中，重复漱洗动作，直至碗中无水。

（5）然后取餐巾纸到小镜子前擦干净嘴即可。

保教人员还可以根据中、大班幼儿的动手能力，与幼儿商议并制定出值日生表，每天有计划地指导小值日生在餐后练习擦桌子。

保育员指导值日生的要点：

（1）首先，要求值日生用骨碟（盛放骨头、鱼刺、蛋皮、残渣的小碟）将掉落桌上的饭菜收起。

（2）然后，再用打开的抹布横擦一遍、竖擦一遍，不来回擦。

（3）最后，值日生用清洗好的抹布再擦一遍桌子。

当然，为保证桌面洁净，保育员仍然需要按照日常清洁桌面的要求对桌子再清洁。

在餐后，教师可以组织幼儿散步、看图书、玩折纸、玩翻绳儿或手指游戏、听睡前故事等相对安静的活动；营造安静、温馨、柔和、轻松的睡前环境氛围，为午睡活动做好充分准备。

全班幼儿吃完饭，保育员方可进行卫生打扫与消毒工作。

第四节　如厕环节的管理与保育要求

一、保持厕所清洁与消毒到位、通风良好

保育员对幼儿使用的便池、便盆，做到用后及时清洗并消毒，地面保持干爽，厕所内空气清新无异味。

二、准备便于幼儿取用的卫生纸

保育员为幼儿提供大小适宜而且足量的卫生纸，摆放在方便取用的位置。

保育员教会幼儿擦屁股的方法：

（1）取长度为 20cm，宽度为 10cm，厚度为 3 层的卫生纸 3 张。

（2）把第一张卫生纸对折整齐。

（3）轻轻对准屁股从前向后擦一次；将擦脏的纸丢进垃圾桶。

（4）用第二张卫生纸对折整齐。

（5）从前向后擦一次；对折、再擦一次；将擦脏的纸丢进垃圾桶。

（6）用第三张卫生纸对折整齐。

（7）从前向后擦一次；对折、再擦一次；将擦脏的纸丢进垃圾桶。

（8）屁股擦干净后，踩下便池冲水器，冲净即可。

（9）用香皂洗净手并擦干。

三、照顾幼儿如厕，确保安全

保教人员在幼儿如厕环节，依据差异指导便后不会自理的幼儿，便后练习一层上衣、一层裤子地整理好衣裤，做到不露

小肚皮；及时提醒幼儿便后洗手。

保育员教会幼儿提裤子的方法：

（1）双手抓住裤腰，用力向上提裤子（先提起里面的内裤、秋裤、保暖裤，最后提起外裤）。

（2）先拉平贴身的内衣，然后提起一层裤子；又拉平一层衣服，再提起一层裤子，做到不露小肚皮。

（3）最后将裤子的两侧、前面和后面整理平整。

地上有水渍时，保育员及时使用干拖布擦拭干净，保证安全。当发现幼儿有遗尿的现象时，保育员要及时为幼儿更换和清洗衣物，离园时及时交给家长带回。

四、观察记录幼儿大便情况并及时向家长反馈

当发现幼儿大便异常时，保育员必须及时与家长沟通，做到处理及时，避免病情延误。

五、男女幼儿分厕问题的思考与建议

教育部门颁布的幼儿园教育、管理等有关文件中，均没有对男女分厕问题作出明确要求。《幼儿园建设标准》中，也只是要求幼儿园每个班应具备独立的盥洗室，并没有男女分厕的明确要求。

目前，许多托幼园所中存在多数女童家长主张男女分厕。基于各幼儿园的情况不同，可以根据家长需求和园所实际条件综合考虑，最后作出可行性的决定。

空间条件允许的可以实行男女分厕；如空间条件有限则可以采取用彩色挡板分隔的方法隔开，并贴上男童、女童的标记，便于幼儿分辨。

这样既解决了实际问题，也充分保护了幼儿的自尊心。同时，保教人员要帮助幼儿从小建立必要的自我保护意识，懂得内衣、内裤遮住身体的部分不可以被别人看到或触及。为此，

也杜绝了有些好奇的女童模仿男孩子站着如厕小便，弄湿裤子的现象发生。

第五节　集体教学活动的管理与保育要求

一、教学活动前的准备工作

活动前，保育员及时与教师沟通，了解本次活动的教育目标，同时做好活动前的各种准备工作。室内地面要求清洁不起尘，摆好座位，光线充足。光线从左射入，空气新鲜；室外环境安排无干扰，场地湿润平坦无异物；教具和学具材料应于前一天准备好，幼儿用品数量要多于幼儿数。

二、教学活动中的指导与配合工作

（一）教师要教会幼儿正确的写字姿势与握笔方法。

正确的写字姿势是：身体坐正，两脚自然平放，头和上身稍向前倾，胸部离桌子一拳距离，两臂自然平放在桌面，身体的重心稳妥地落在坐骨和椅背的支撑点范围内。

要求幼儿右手执笔写字，左手按住纸，纸要放正。光线从左上方来，均匀适度。保教人员要经常提醒幼儿记住三个"一"，即：眼离书或纸是一尺，手离笔尖是一寸，胸离桌子是一拳。

正确的握笔方法是：笔杆放在拇指、食指和中指的三个指梢之间，食指在前，拇指在左后，中指在右下，食指应较拇指低些，手指尖应距笔尖约3cm，笔的尾端自然地靠在虎口附近。笔杆与纸保持60°的倾斜；然后拇指适当用力压住笔，握稳但不要太紧，用力不过大；以手掌边为定点，靠腕关节在纸上轻松移动，完成书写和画画的运笔动作。

（二）保育员积极配合教师组织好活动，纠正幼儿不良的坐姿和用眼习惯。

幼儿阅读、画画或书写活动时要背部挺直、坐姿端正。桌椅高度以幼儿的双脚能自然、舒适地平放在地上为好；双肘应自然、舒适地搭放在桌上为宜。眼睛与书本应保持至少一尺（约33cm）的距离，胸部距离桌子保持一拳距离为宜。保教人员培养幼儿正确阅读，不要躺着看书，不要在阳光直射或光线较暗的地方看书。

幼儿用眼时间不要过长，看电视更要节制，一般10min后要穿插一些其他活动，使眼睛疲劳能尽快恢复。

幼儿阅读、画画或写字时，柔和的光线应来自左上方为宜，以避免出现暗影而影响幼儿视力。平时保教人员要教育幼儿不用手揉眼，不玩可能伤害眼睛的物品，如竹签、小刀、剪子、弹弓等。注意在游戏时不撒沙子，也不燃放鞭炮等。

同时，保教人员要关注幼儿的个体差异和需要，并作出积极回应。还要充分关注幼儿使用材料、工具及器械的安全等问题。

三、教学活动结束时的要求

活动结束时，保教人员带领幼儿一起收拾、整理活动材料与场地等。活动结束后，要记录和分析幼儿的学习情况，活动目标的达成情况与原因，以总结经验，积累资料，不断地改进教育方法，提高教育水平。

第六节　区域活动环节的管理与保育要求

一、区域活动前的准备

活动前，保教人员共同准备区域活动的材料，保证幼儿使用的安全。

二、区域活动中的指导

活动中，保教人员相互配合共同关注幼儿的需要与安全，随时给予适度的帮助和指导，保证活动的顺利进行。同时，为幼儿提供足够的游戏与活动的时间，组织所有幼儿在保教人员视野之内活动，确保其活动安全。

三、区域活动结束后的要求

活动结束时，保教人员引导幼儿共同收拾整理玩具、材料和场地等，注意培养幼儿收拾整理玩具、图书、物品的良好习惯。

第七节　饮水环节的管理与保育要求

一、做好饮水前的准备工作

保育员每天清洗水罐，清洗并消毒水杯，提供温度适宜且足量的温开水，供幼儿随时饮用。

二、指导每个幼儿喝足量的水

严格履行"一人一杯"卫生制度，保教人员随时关注每个幼儿的饮水量，照顾饮水量小以及身体不适的幼儿，提醒他们随时根据需要增加饮水的次数。

三、注意保持地面干爽

发现地面有水渍，保育员要及时清理，保证幼儿出入的安全。

第八节 户外活动环节的管理与保育要求

一、活动前保教人员必须明确户外活动的目标与要求

保教人员根据目标与要求，为幼儿准备足量的活动材料。保育员提前检查场地、器械的安全，检查儿童服装是否穿好、鞋带是否系好等，以保证儿童在活动中的安全。

二、保教配合组织幼儿活动

活动中，保教人员做好指导分工，保证全体幼儿都在成人视线范围内活动，在活动中充分保护好幼儿的安全。

特别要关注个别幼儿，若发现幼儿满头大汗、脸色苍白、上气不接下气等不适现象，要请其停止活动，并进行密切观察，以防意外发生。

三、提醒并帮助幼儿根据气温增减衣服

注意运动量的调整以微微出汗为宜，保教人员指导幼儿用毛巾及时擦汗。根据当天气温情况帮助幼儿调整好服饰，活动中保育员要照顾好体弱儿，对有个别需要的幼儿要及时回应与帮助。

第九节 午睡与起床的管理与保育要求

一、午睡环节

（一）午睡前的准备工作

1. 创设良好的睡眠环境

营造温馨、轻松、安静的入睡氛围，教师适时播放轻柔的

摇篮曲，便于幼儿轻松入睡。保育员做好睡前的准备工作，如通风、擦地、拉好窗帘等，使睡眠室温度、湿度适宜，空气清新。还要准备好儿童床，并检查床上是否有异物，杜绝安全隐患。另外，准备好小拖鞋，便于幼儿午睡期间如厕。夏季还要做好各项防蚊工作。

2. 指导并帮助幼儿脱衣服、鞋袜

教师指导并帮助幼儿先脱鞋子，放在椅子下面；再脱外裤、外衣，并能叠放整齐，放在自己的椅子上。日常保教人员利用生活区墙饰，将叠衣服的步骤，用照片形式呈现出来，贴在幼儿经常能看到的地方，培养幼儿愿意学着自己叠衣服。

3. 做好午检工作

午检内容应包括"一摸二看三查"，即摸头部是否发烧，女生头上发卡是否摘下，两侧腮腺是否肿大；看幼儿面色，咽部是否红肿，口中是否含有饭菜等异物，皮肤有无皮疹，精神好与坏；查幼儿身上有无携带不安全的小物品。

午检中如发现疑似情况，保健医生要通过电话沟通，建议家长及时带幼儿去正规医院诊治，必要时应采取隔离措施。幼儿有午检异常的情况也要及时做好记录。

（二）睡眠中加强巡视，密切观察，关照个别幼儿

在午睡过程中，值班教师要反复巡视，杜绝幼儿玩皮筋、卡子、扣子等小物件，避免出现意外伤害事故。巡视中，教师如果发现幼儿神色或呼吸等方面异常，要及时报告领导和保健医生，以便及时处理。

允许入睡困难的幼儿先暂时离开午睡室，可以在图书角里看书、折纸、画画、玩翻绳等安静游戏。教师随时观察这些幼儿的情绪与精神状态的变化，当幼儿有困倦表现时，教师随时安抚幼儿躺下休息，直至安静入睡。

（三）幼儿午睡期间对保教人员的要求

保教人员脚步放轻，不高声讲话或接打手机，为幼儿营造安静的午睡环境，以利于幼儿尽快入睡。

保持室内空气新鲜，天气温暖无风时，可打开部分窗户，拉好窗帘，避免对流风吹到幼儿头部或身体。

冬春季，教师提醒幼儿盖好肩部和身体；夏秋季，教师提醒幼儿盖好肚子，避免受凉。

教师帮助全班幼儿盖好被子；纠正幼儿不良睡姿，培养幼儿右侧卧或仰卧，养成不蒙头睡觉的好习惯。

幼儿午睡是意外事故易发时段，当班教师必须坚守岗位，每15min巡视一次。不能以任何借口离开寝室，杜绝打瞌睡、干私事、聊天等现象，避免一切不安全事故的发生。

二、起床环节

（一）起床前准备工作

保育员取回午点，根据幼儿年龄特点准备"加工午点"。对于小班或大班换牙期间的儿童，保育员应帮助他们将水果去核、切块放在小盘子里，并用消毒布盖好。同时，准备好充足的温开水。

（二）保教人员组织幼儿有序起床

1. 教幼儿尝试整理床铺

从中班开始，保教人员在幼儿起床后，可以组织幼儿练习先放平枕头，然后练习叠毛巾被。毛巾被的一般叠法是：对折、对折、再对折至枕头大小即可。

保教人员可以在生活活动中或折纸活动中，启发幼儿学习对折的方法，还可利用照片，将叠被子的方法、步骤呈现在墙饰中，以利于幼儿平时经常练习和巩固。

如果幼儿的毛巾被过大，保教人员可以帮助幼儿先对折一次，再让其继续练习对折的方法。在培养幼儿整理被褥的过程中，保教人员注意鼓励为主、循序渐进、不断巩固、尊重差异、耐心引导。

2. 教幼儿穿衣服、鞋袜

保教人员帮助托班、小班幼儿先穿衣、再穿裤子和鞋；指导中班、大班幼儿逐步学会自己按顺序穿衣服、裤子和鞋袜。

自己穿衣服、鞋袜是幼儿自理能力的重要内容之一。保教人员在教的时候，避免枯燥乏味和强求一致的行为，要尊重差异，根据幼儿的兴趣，运用多种方法让幼儿掌握相应的方法与技能。可以运用儿歌教会幼儿穿衣服、系鞋带的步骤与方法；还可利用照片墙饰，清晰地呈现穿衣服的步骤与方法。保教人员要耐心启发、鼓励并帮助幼儿经常练习和巩固此方法，在幼儿感到困难时及时示范并给予适度帮助。

为鼓励幼儿自己动手练习穿衣服，还可建立"谁的小手最能干"的主题墙饰，用"小红花"表示幼儿做到了自己穿衣服；用"小笑脸"表示幼儿愿意练习自己穿衣服。

每周利用生活活动的时间，保教人员与幼儿分享一下"谁的小手最能干"墙饰，使幼儿感受成功，获得自信。

（三）起床后的工作

1. 幼儿如厕、洗手、喝水、吃午点

教师督促幼儿及时如厕，如厕后正确洗手。关注并指导幼儿饮水，保证幼儿饮水量充足。

教师指导幼儿洗手后自己取午点，要求他们取完午点回桌坐下再吃。

2. 睡眠室清扫、通风、消毒

保育员拉开窗帘、开窗通风。及时处理好幼儿尿床现象，做到为幼儿及时更换衣裤，随后将衣裤清洗干净，晾晒后当天交给家长。如发现床上有小物件，配合教师引导教育幼儿，保证全体幼儿午睡安全。随时观察床单卫生情况，适时更换，及时督促家长带回，保证每位幼儿床面清洁。

保育员清扫睡眠室地面，做到无死角，每天整床后用潮湿拖把拖一遍地。睡眠室经过清扫、通风后，可利用紫外线消毒灯照射 30~40min，达到整体消毒的效果。

保育员将被褥每两周定期晾晒消毒，暴晒时间要达到 3~4h 以上，以达到消毒效果。如遇雨季或特殊天气，可将被褥打开，用消毒灯照射消毒，注意消毒灯与物体间隔距离以 40~50cm 为宜，每次 30min。

第十节　离园环节的管理与保育要求

一、离园前的准备与组织

离园前，保教人员提醒全体幼儿先有序如厕，然后穿衣服。根据气温情况，在离园前 10min 之内，保教人员帮助并指导幼儿穿好外衣，整理好个人物品。

如冬季室内外温差大，当幼儿穿好衣服可适度开窗，避免幼儿出汗后受凉。保育员全面配合教师组织幼儿安全离园，防止幼儿走失或被不认识的人带走等事件发生。建议与家长签订"幼儿园安全接送协议书"。

二、做好与家长的联系沟通工作

家长接孩子时，教师可借机与家长联系、沟通相关事宜，向家长介绍儿童在园情况，以争取家长的理解和配合。对未及时接走的孩子应组织安静活动或玩小游戏等，直至家长来接。

三、做好环境卫生及消毒工作

在大部分儿童离园后，保育员全面做好本班环境卫生及各项清洁消毒工作。

四、做好班内的各项安全检查工作

离园前，保育员认真检查班内的电器、门窗、水龙头，确认关闭无误，方可锁门离开。

建立合理的生活制度，是托幼园所保证幼儿身体健康的重要因素。建立生活制度要依据《纲要》《指南》《托儿所幼儿园卫生保健工作规范》的精神；还要依据儿童生理、心理特点，本地区的季节变化特点，园所的服务形式、实际情况及家长的合理需求等，进行科学的制定。

托幼园所的每个生活环节都蕴含着实现《纲要》《指南》各领域目标的机会。因此，生活环节对幼儿的学习与发展具有极大的教育价值。保教人员必须牢固把握各个生活环节的教育价值，科学、有序地做好幼儿一日生活各环节的管理和保育工作，帮助儿童养成良好的生活与卫生习惯，培养基本的自理能力，这对于幼儿的健康成长乃至一生的健康发展都具有重要而深远的意义。

第五章　与他人沟通工作

第一节　与领导的沟通

几乎人人都有领导。上至国家领导，下至普通百姓，都是如此。只是人们的叫法不同，有的叫"领袖"，有的叫"老板"，也有的叫"头儿"，总之都是领导你的人。你可能把他看作自己的朋友，也可能把他看作自己的"敌人"。但是无论如何，领导毕竟是领导，倒不如运用你的沟通技巧，"化敌为友"，与其建立良好的人际关系。这样，你们双方都会感到很愉快。

一、尊重而不吹捧

作为保育员，一定要充分尊重领导，在各方面维护领导的权威，支持领导的工作，这也是保育员的工作本分。首先，对领导在工作上要支持、尊重和配合；其次，在生活上要关心领导；再次，有时领导处于矛盾的焦点上，保育员要主动出面，勇于接触矛盾，承担责任，为领导排忧解难。

二、请示而不依赖

一般说来，保育员在自己的职权范围内大胆负责、创造性地工作，是值得倡导的，也是受领导欢迎的。如果事事请示，遇事没有主见，大小事不能做主，这样领导会觉得你办事不力。该请示汇报的必须请示汇报，但绝对不要依赖、等待。

三、敢言、善言

保育员应在工作方面积极主动，敢于直言，善于提出自己的意见；不能唯唯诺诺，凡事只求四平八稳。在处理同领导的关系上要克服两种错误的认识：一是领导说啥是啥，叫怎么着就怎么着，完全顺从；二是自恃高明，对领导的工作思路不理解、不落实，甚至另搞一套，阳奉阴违。

第二节　与同事的沟通

要想在幼儿园获得发展和成功，领导的支持非常重要，同时有良好的人际关系也很重要。那么，如何与同事沟通呢？

一、要有协作意识

保育和教育是幼儿园工作不可分割的两部分内容，这就意味着保育员和教师不能独自为政，只有相互配合才能做好工作。保育员要想得到教师的支持，首先需要给教师提供支持和协作。比如，当教师带领幼儿进行户外活动时，保育员需要维持纪律，观察幼儿的运动情况，看幼儿是否出汗、是否需要增减衣服等。当教师在室内开展活动时，保育员应主动询问教师或观察教师看是否需要配合表演、发放学具或展示课件等。

二、善用微笑和幽默

幼儿园的保育工作很辛苦，这就要求保育员必须拥有积极乐观的心态，学会微笑和运用幽默，这样不但会让自己转换心情，更会给周围的人一种积极向上的风貌。同事见面，笑一笑，会传递出友好的态度，拉近彼此间的距离。尤其是在遇到困难或者遭遇尴尬事件时，善用微笑和幽默，还能帮自己克服困难，化解尴尬。

三、与同事分享抉乐

保育员和教师每天和幼儿在一起，会发生很多好玩的事情。幼儿天真烂漫、好奇好问，他们的童言趣语，常常让人捧腹大笑。此外，当幼儿取得进步或者教育措施效果显著时，保育员或者教师的心情肯定也是快乐的。快乐的情绪是可以感染的，保育员或者教师要善于分享自己的快乐体验，让同事也能感受到幼儿教育工作的乐趣，也能在实际工作中应用这种成功的教育经验。

四、主动让利

在工作中，很多人都会站在自己的角度，争取自己的利益。更有甚者，在工作中斤斤计较，喜欢占小便宜，这样的人定会被同事讨厌，结果许多时候占了小便宜却吃了大亏。保育员在工作中应体现自己的大度，这样会为自己赢得更多同事的信任和尊重。这样当自己需要别人的信任和帮助时，别人才会不遗余力地支持自己。

五、聪明应对异议和分歧，融洽相处

同事之间很容易发生一些分歧，如果保育员不能正确对待，就容易与同事产生隔阂。

（一）以大局为重，多补台少拆台

在与同事合作的过程中，有了成绩，保育员不要把功劳全归于自己。合作中出现了失误和差错，按一日作息责任的划分是自己的责任，保育员要勇于负起责任，不要推脱。保育员应多搭台少拆台，不能落井下石。

（二）对待分歧，求大同存小异

同事之间由于经历、立场等方面的差异，对同一个问题往

往会产生不同的看法，因而引起争论，一不小心就会伤和气。因此，与同事有意见分歧时，不要过分争论，客观上，人接受新观点需要一个过程，主观上往往还伴有"好面子""好争强斗胜"的心理，此时如果过分争论，就容易激化矛盾而影响团结。面对问题，特别是在发生分歧时要努力寻找共同点，争取求大同存小异。实在不能达成一致意见时，不妨冷处理，表明"我不能接受你的观点，但我保留我的意见"，既让争论淡化，又不失自己的立场。

（三）对待荣誉，保持平常心

许多同事平时一团和气，然而遇到利益之争就当"利"不让；或在背后互相谗言，或嫉妒、说风凉话。这样既不光明正大，又于人于己不利，因此对待荣誉保育员要时刻保持平常心。

（四）与同事交往时，保持适当距离

在幼儿园，如果几个教师间交往过于频繁，容易形成表面上的小圈子，让人产生"是不是他们又在谈论别人是非"的想法。因此，在与同事交往时保育员要保持适当距离，避免形成小圈子。

（五）发生矛盾时，要宽容忍让，学会道歉

同事之间经常会出现一些磕磕碰碰，如果不及时妥善处理，就会成为大矛盾。俗话说，"冤家宜解不宜结"。在与同事发生矛盾时，保育员要主动从自身找原因，换位为他人多想想，避免矛盾激化。如果是自己做得不对，要放下架子，学会道歉，以诚心感人。退一步海阔天空，如有一方主动打破僵局，就会发现彼此之间并没有什么大不了的隔阂。人与人交往，难免会有许多误会、矛盾甚至冲突，这些其实都源于沟通不畅。

六、虚心向老同事学习

有的年轻的保育员就觉得自己行，看不起老同事。事实上，这些老同事在保育岗位上工作了许多年，具有丰富的经验，知道在一日活动中怎样对待"调皮鬼"、怎样对待体弱儿、哪些环节容易出现问题、如果出现问题应该如何应对等。他们的这些经验都是宝贵的，值得年轻的保育员学习。

第三节　与家长的沟通

家长工作是一门很深的学问，与形形色色的家长沟通更是一项不太轻松的工作。而一直以来社会上普遍认为家长工作是由教师做的，忽略了保育员与家长的沟通。其实，保育员和教师一样每天接待幼儿家长，与幼儿家长打交道，在衣食、睡行、生活习惯等方面与幼儿更亲密，对他们更了解。那么，保育员应该如何更好地与家长进行沟通呢？

一、与家长有效沟通的策略

有效的沟通可以消除隔阂，增进相互间的了解，进而建立信任感。那么，如何让沟通变得有效呢？可以尝试从以下几点做起：

（一）对待家长要热情主动，充分展现自己的个人魅力

微笑是一把开启社会交往的金钥匙，不满与拒绝在微笑面前会烟消云散。喜欢微笑的保育员是最美的！微笑的保育员会给家长发出"友好"的信号，让家长产生接近保育员的愿望。

保育员在接待孩子和家长时要热情主动。清晨，保育员应认真地接下家长交付的药，仔细地听取家长的嘱咐；离园时，应及时地配合教师汇报孩子的饮食起居，并适时地结合孩子的身体状况给家长一些建议，指导家长更合理地安排孩子的饮食、床褥、衣服……这些细心的指导会让家长更放心、更信任保育员，进而建立相互间的信任感。

（二）要在日常细节和行动上感动家长，赢得家长的信赖

家长了解保育员，除了"听"，可能更多地会采取"看"的方式，通过平时观察保育员对待工作的态度、亲近孩子的程度和对待家长的态度等来评判保育员是否称职。

首先，保育员要为幼儿创设清洁卫生、井然有序的生活环境。当家长走进干净又清爽的活动室时，一定会感受到保育员的辛劳。地上、桌上一尘不染，孩子们的衣服折叠得整整齐齐，各类幼儿物品摆放得井井有条，这一切体现了保育员对孩子的责任心。

其次，最能打动家长的是保育员对孩子无微不至的关心和关爱。这就要求保育员要把关心、照顾孩子的细致工作落实到行动之中，以实际行动来感动家长。

行动是最有说服力的沟通方式。上述案例中，家长就是从一个不经意的动作中感受到了保育员的责任心和爱心，从而对保育员建立了信任感。

（三）要善于运用语言与家长交流和沟通

会做也要会说，做了就要说出来。许多保育员做起事情来勤勤恳恳、任劳任怨，但是和家长交流起来结结巴巴，明显底气不足。原因有两个：一是保育员和家长交流的机会比较少，缺乏锻炼；二是保育员感觉自己的专业知识和水平没有教师高，不敢张嘴怕说错，自信心不足。

要想提高和家长的沟通技巧就要从观察幼儿的一言一行开始，然后才有内容和家长交流。首先，保育员要关心幼儿，及时发现幼儿的异常情况并记录下来，必要时及时通知家长。其次，对孩子的各种情况，如挑食、不良卫生习惯等，与家长展开交流，请家长在家配合保育员工作。最后，根据孩子的年龄特点，和家长交流让孩子做一些力所能及的事，诸如自己吃饭、洗脸擦脸、穿脱鞋袜、系鞋带、穿脱衣服等；培养幼儿独自上

床、按时起床、保持正确的睡眠姿势、不骚扰他人等习惯。

语言沟通除了当面交流，还可以采用书面告知的形式。比如，对于近期班上整体孩子的进步和需要提高的地方，保育员可以书写出来群发给家长，以便家长更好地了解孩子在园的表现，对保育员的工作有进一步的了解；对于很少来园的家长或者比较特殊的孩子，保育员可以把孩子在园的表现及需要家长配合的方面，单独写出来交给家长，做一个深层次的沟通，或约定面谈。这种交流形式不仅增进了家长与保育员的相互沟通，也是家园联系工作的一种补充与完善，更可提高保育员自身的综合素质。

二、与家长沟通的方式

不同的时间段，保育员与家长沟通的方式不同。

（一）开学初，应热情主动，让家长了解自己

新学期开始，家长和保育员之间是陌生的，家长看待保育员的眼神或是期待的或是怀疑的。面对这种状况，保育员一定要热情主动地接触家长，给家长了解自己的机会，尽快地建立相互间的信任感。

保育员在和家长沟通时一定要积极主动，充分运用语言和行动尽快让家长了解自己。比如，晨间接待时摸摸孩子的头，抱抱哭闹的孩子，安抚孩子的情绪，主动问问家长孩子在家的表现，专心倾听家长交代的事情并认真落实到位等，这些都会让家长感受到保育员对自己孩子的重视，进而增强信任感。

（二）学期中，根据家长的个性，因人而异地沟通

（1）对于理智型的家长，可以采用直入主题的沟通策略。理智型的家长能够很清楚地看待自己的孩子，对于这类家长，保育员可以直入主题，和家长交流孩子在园的优缺点，寻求对方的配合。

（2）对于对孩子期望值很高的家长，可以采用"汉堡包"式的沟通策略。和这类家长沟通时，应先肯定孩子优于别人的地方，给予真诚的赞美。再针对不足了解孩子在家的表现，然后和家长共同找出原因，最后给出合理的建议。

（3）对于溺爱型的家长，可以采用自纠的沟通策略。对于溺爱孩子的家长，保育员可以和教师商量好，邀请家长参与幼儿园的一日活动，让家长在一日开放活动中通过观察对比，发现自己孩子存在的问题，然后保育员适时跟其交流，以表现对其孩子的重视，并引导家长强烈地感受到自己的孩子和其他孩子间的明显差距。最后，家园共同制定解决方案。

（4）对于放任型的家长，可以采用"主动出击"的沟通策略。对于这类家长，保育员每天离园时可以用一两句话向家长反映情况，及时将孩子在园的点点滴滴向家长汇报，让家长感到保育员是多么地了解、关注自己的孩子。通过锲而不舍地与家长交流，促使家长变得积极主动起来。

（三）学期末，巧用赞美，激发家长的集体责任感

赞美的作用远远大于批评指责。赞美能调动起人的所有积极因素，激发其源于内心的责任感。因此，保育员在与家长沟通时，也要善于赞美家长，用赞美开启家长的心扉，使家长高兴地与保育员结为同盟，协助保育员工作。可以安排在学期末的家长会上赞美家长，因为家长会影响面广、带动性强，要把赞美全体家长与赞美个别家长相结合。可以赞美家长素质高，赞美家长懂教育，赞美家长爱孩子但不护短，赞美家长不仅爱自己的孩子，也关心全班的孩子，为班上孩子做了许许多多的事，这样的赞美常常使更多的家长对班级更加关注，更积极地参与到班级事务中来，所以对家长不要吝惜赞美。保育员和教师的工作得到家长的协助，才是最完美的教育组合。

和家长沟通的方式有许多，保育员要做到热情主动、不卑不亢，要主动引领家长，而不是被动地招架，这样的沟通策略

就是成功的。

三、与家长沟通的小技巧

在与家长沟通方面，保育员还可以掌握一些小技巧。

（一）语言要诚恳，语气要委婉

首先，保育员要有诚恳的态度，让家长感到自己备受重视和尊重，进而乐于和你分享看法、协助你解决问题。保育员以诚恳的语言和家长交谈，不冷嘲热讽，以尊重为原则。

其次，对家长不能居高临下，不要使用"你应该"或"你必须"这样命令性的字眼，而应该说"我认为""我觉得""我需要您的协助"或是征求家长的意见，如"您认为怎样""您觉得如何""您的想法是""您的意见是"等，用这些婉转、协商性质的词语来拉近与家长的距离。这样家长更乐意，也更容易接受建议。当然，保育员也不能过于谦虚，在确定无疑时，语气也应肯定，让家长相信你的意见是不容置疑的。

（二）语言表述要有针对性

因为职业原因，幼儿教育工作者普遍有说话啰唆的特点，表述一件事情时反反复复，生怕别人听不懂，在和家长沟通的过程中，也存在这一问题。这就要求保育员在和家长沟通时一定要抓住重点，思路清晰，有针对性地提出自己的见解。比如，在解答家长的疑惑、给家长提出建议时，一定要有针对性，要针对他们的性格特点、生活习惯、兴趣爱好、优缺点以及自己采取了哪些教育措施、需要家长怎样配合等，尽量用事例来表述，并细化到生活的细微之处，有理有据，千万不能泛泛而谈，不要让家长觉得不着边际，进而对教师的工作能力产生怀疑。

总之，无论保育员运用何种方式、何种技巧与家长沟通，一定要做到以诚待人，以心换心，同时也要通过努力学习不断提高自己的道德修养和理论水平，这样才能在家长面前树立威信。

第四节　与幼儿的沟通

保育员在幼儿园工作，除开正常的工作程序外，接触最多的就属幼儿了。很多保育员担心自己不会唱、不会跳，更不太会绘声绘色地给孩子们讲故事，孩子们会喜欢自己吗？其实，保育员忘记了自己做的生活照顾、卫生打扫等琐碎工作对孩子来讲是最熟悉的，而且有很强的亲切感，因为这些工作与爸爸妈妈在家里的忙碌是一致的，孩子对日常生活场所里从事这类工作的成人有着一份天然的亲切感和信任感。所以，保育员与幼儿之间更容易沟通，而且更容易让幼儿对保育员产生依赖，愿意诉说和亲近。

当然，保育员与幼儿沟通也要注意方法。

一、悉心照料

孩子越小越需要成人的呵护和照料，对于悉心照料自己的人，孩子会自然地产生一种依赖和信任，也愿意向照料自己的人表达自己的愿望和见闻，遇到困难也更愿意向照料自己的人求助。幼儿早上离开家，晚上才回家，一日生活的点点滴滴都离不开幼儿园教师和保育员的照顾。保育员一定要关注每个孩子，尽心照料好每个孩子的生活起居，孩子热了提醒他们脱件衣服并为他们后背塞上毛巾，冷了及时为孩子加上衣服，衣服尿湿了赶紧为孩子换上，孩子的头发乱了赶紧梳一梳，孩子不舒服了赶紧问一问并带孩子到医务室看一看……孩子年龄小，可能表达不出感激，但你会收获到孩子对你的依恋和信任，更会收获家长真心的感激与尊重。

二、呼唤小名

叫出每个孩子的名字是保育员应掌握的基本技能，这一点非常重要。因为名字是孩子在这个社会存在的标志，具有个体差异和其独特的价值。成人叫出孩子的名字，就表明孩子是被关注和被认可的，这也体现出了对孩子的尊重。而且幼儿园的孩子多，总会在特定的时候出现一些突发的状况，保育员叫得出孩子的名字才能更加及时地引导幼儿做出适宜的行为，也为与家长沟通奠定了良好的基础。

叫出孩子的小名能快速与孩子建立良好的关系，也能更快地建立相互间的信任。孩子的小名一般是局限在孩子的亲属中叫的，在幼儿园被叫出小名，孩子会油然而生自豪感，因为自己被亲属外的成人关注，孩子对集体的归属感会迅速增强。孩子只有对集体环境产生安全感与归属感，才能最大限度地健康成长、快乐发展。

三、肢体安抚

保育员对孩子的肢体安抚包括抱一抱孩子以及轻轻抚摩孩子的脸、手、头发等。通过肢体的接触能让幼儿感觉到保育员的善意，从而接受保育员的关心。

保育员对孩子的肢体安抚可以弥补少数不太被关注孩子的情感需求。幼儿园的孩子是从不同类型的家庭中走出来的，处于同一个集体中生活时，那些活泼、开朗的孩子可能很容易就在集体生活中找到自己的位置，并很快得到大家的认可，而天生胆小、性格内向、话语不多的孩子往往会在集体生活中被遗忘和冷落。保育员要抓住机会在一些生活小事上多让胆小内向的孩子"帮帮忙"，比如，帮忙发发碗筷、帮忙收一下餐具、让孩子拿一下梳子等。虽然是一些小事情，但在相互交流与言谢的过程中，这些孩子的自信心会迅速增强，也许会由此改变内向的性格。

四、善于倾听

倾听是有效沟通的前提。只有认真倾听孩子的心里话，知道孩子想什么、关注什么和需要什么，才能有针对性地给予孩子关心和帮助，才会使以后的沟通变得更加容易。

午餐时间，小朋友们陆陆续续吃完了，最后就剩下优优一个人坐在餐桌那儿，拿着勺子在碗里不停地搅动着，却没有往嘴巴里送。保育员胡老师见状走到优优旁边，拿过优优的碗舀了一小勺饭喂到优优嘴边，优优头一扭，不愿张口。胡老师说："咦，优优今天怎么了？是不是不舒服？"优优一听，"哇"的一声哭起来。胡老师把优优搂在怀里问："怎么啦？"优优抽泣着说："昨天晚上我吐了，肚子不舒服，呜……""哦，难怪优优今天吃得这么慢，也不想让老师喂呢。没关系，你告诉老师不就行了吗？那现在就不吃了，喝点水好不好？"接着，胡老师让优优放下碗勺，喝了些热水。午休时间，胡老师给优优妈妈打了个电话得知优优的确是身体不舒服。从此以后，优优有了什么事到幼儿园都要第一个告诉胡老师。

保育员的工作性质决定了与孩子间的沟通更多的局限于个体之间，这样就为保育员走近孩子的心灵奠定了基础。只要孩子愿意向你倾诉或是喜欢与你交流，保育员就应该暂时放慢或是停下手中正在做的事情，表现出对孩子表达内容的兴趣，这样孩子才愿意继续说下去，后面的沟通才会更顺畅。

五、善于发现

发现是有效沟通的关键。保育员不但要认真倾听，而且要善于思考，注重在沟通中发现孩子的闪光点，还应该有适宜适度的回应。比如，孩子说喜欢自己的妈妈，保育员就可以问问："为什么喜欢妈妈，为什么不喜欢爸爸？"；孩子帮忙收拾了餐具，保育员就要称赞："你真棒！真能干！你在家里会帮爸爸妈妈做些什么？”……这样，孩子不但愿意经常和你沟通，还能提高沟通的质量。

最后，需要强调的是，保育员在幼儿园接触的都是孩子，孩子天生是好玩、好游戏的，所以，保育员应该保持童心，如果没有一颗童心，就很难和孩子交知心朋友，也就谈不上真正的沟通。比如，孩子游戏时，可以与他们一起游戏；孩子做操时，保育员也可以一起锻炼，使孩子觉得保育员不仅是朋友，更是很好的玩伴。

主要参考文献

黄妙兰，刘琼凤，秦冬梅. 2019. 保育员 [M]. 北京：中国
　原子能出版社.

王淑华. 2019. 幼儿园保育员岗位培训教程 [M]. 哈尔滨：
　哈尔滨出版社.

于海侠. 2019. 保育员 [M]. 北京：中国农业科学技术
　出版社.